はじめに

キネシオテーピングをさらに極めるた

日本をはじめ、世界中の医学界、スポーツ界、自然療法愛好家の間で幅広く認知され、多くの実践者を生んでいるキネシオテーピング療法。伸縮性のあるテープを皮膚の上から貼ることによって、筋肉や靭帯、関節の痛みをやわらげることは広く知られています。

そして、キネシオテーピングの利点は初心者でも簡単にその効果を享受することができるということです。しかし、さらにその効果をより確実に、そして最大限に得るためには、いくつかの方法を習得する必要があります。それを我々は「プロの技」と呼びます。これまで、痛みの部位や種類に対して、テーピングの施し方を解説したマニュアル本が多く出ていますが、本書はそこからさらに一歩進んで、全身をふるいにかけたうえで、痛みの原因を見つけ出すためのインストラクターレベルの「キネシオ的診たて」について解説しています。痛みや不具合を局所的なものととらえず、全体的なものと理解することが「プロの目」。「コンディショニング」からはじまる、効率的な施術の実現が、本書における「プロの技」のコンセプトです。

例えば、膝が痛い、という症状に対して、膝や膝まわりへのテーピングを施します。効果はありますし、そのまま治ってしまう場合もありますが、テープをはがしたら、どうも完全ではないという場合も多くみられます。その場合、別の部位の不具合に起因していることも考えなければなりません。そんな時、いくつかのテストを行い全身をふるいにかけることによって、その別の部位の不具合を探り当て、その筋肉や靭帯などに適切なテーピングを選択する―これが、「診たて」によるキネシオテーピングです。さまざまな治療を試してもなかなか完治しない痛みや、原因がわからない違和感、長引いている故障といった、迷宮入りしそうな不具合も、「プロの診たて」を行うことで解決することができます。

本書では、誰でも簡単に診たてを行えるよう、その要となるスクリーニングテストから始まる全体から局所へとフォーカスする手法を、写真と図解を交えて解説しています。また、「プロならではのテーピングの選択」による代表的な症例を挙げ、「診たて」のプロセスをシミュレーションしています。「診たて」による、より正確で効果的なプロのコンディショニングを習得し、ぜひ日常生活やスポーツの場でのキネシオテーピングを役立てていただければと思います。

INDEX

はじめに

Chapter 1　キネシオテーピングの基礎知識

1　キネシオテーピングとは？ ……………………… 4
2　診たてのための知識 ……………………………… 7
3　なぜ診たてが必要か？ …………………………… 8
4　診たてからコンディショニングまでの流れ …… 9
5　各テストの意味 …………………………………… 12
6　8つのスクリーニングテスト …………………… 15

Chapter 2　症例別キネシオテーピング

1　寝ちがえ ………………………………………… 22
2　ムチウチ症／頚椎異常 ………………………… 26
3　めまい／立ちくらみ …………………………… 30
4　腕の使いすぎによる肩こり …………………… 34
5　内臓による肩こり ……………………………… 37
6　首の骨の異常による肩こり …………………… 41
7　血圧による肩こり ……………………………… 45
8　五十肩　軽度 …………………………………… 48
9　五十肩　中度 …………………………………… 51
10　五十肩　重度 …………………………………… 55
11　野球肘（内側上顆の痛み） …………………… 59
12　野球肘（外側上顆の痛み） …………………… 62
13　野球肘（肘周囲の痛み） ……………………… 65
14　握力低下 ………………………………………… 68
15　腱鞘炎 …………………………………………… 72
16　突き指 …………………………………………… 76
17　腰痛症（骨盤の異常） ………………………… 80
18　腰痛症（足の疲労） …………………………… 84
19　腰椎ヘルニア …………………………………… 88
20　分離すべり症 …………………………………… 92
21　ぎっくり腰 ……………………………………… 96
22　肉ばなれ ………………………………………… 100
23　股関節の痛み（変形性・先股脱） …………… 104
24　ランナー膝 ……………………………………… 108
25　膝水腫 …………………………………………… 112
26　半月板損傷 ……………………………………… 115
27　外反母趾 ………………………………………… 119
28　ねんざ …………………………………………… 123
29　足の疲れ ………………………………………… 127

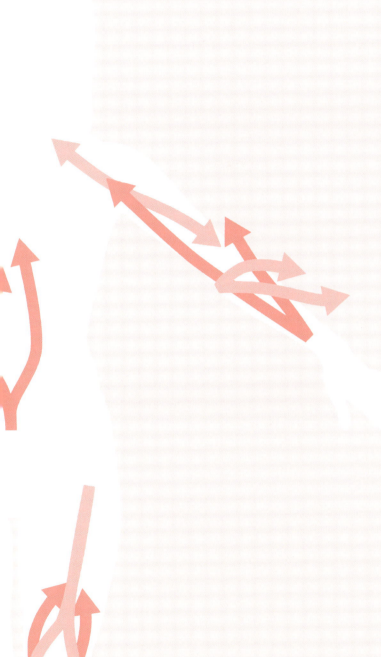

Chapter 1
キネシオテーピングの基礎知識

1 キネシオテーピングとは？

●キネシオテーピング療法とは

　人体は70％が水分で構成されています。その一部は栄養の運搬や熱の発散、組織の位置決定や修復などのために循環しています。この循環は、人体を膜組織としてとらえた時に、その膜間の潤滑油的役割も兼ねて行われています。

　ところが、筋の運動障害や抗重力能力の低下、自律神経のスムーズでない働きによって、膜組織の相互の関係が乱れてしまうことがあります。それによってその循環が停滞し、栄養障害や発熱、自然回復の力の低下が起こり、病気や痛みの治療をさまたげることになるのです。

　この乱れを起こした膜の相互関係と機能を復元することで停滞を解除し、人体の自然治癒能力を呼び起こそうとする自然療法のひとつをキネシオ療法といいます。

　そしてこのキネシオ療法の中で、人体に比較的浅い場所へのアプローチから膜組織の乱れを調節し、筋膜を中心とした機能改善により、リンパ液還流の調整、痛みの緩和、ゆがみの調整などを目的に行うテーピング法のことをキネシオテーピング療法といいます。

●キネシオテーピング療法とは

　キネシオテーピングとは、伸縮性、通気性が確保されたより皮膚に近い設計のテープを使って、筋肉や関節の痛みや違和感など、さまざまな症状の改善を図るテーピング法です。患部を動かしながら治していくという点が、従来の痛みのある部位を保護・固定するためのテーピングとは大きく異なっています。

その効果は大きく分けて4つ

1. 患部の痛みを抑える効果
痛みや違和感のある部位にテープを貼ることによって、機能的な痛み、神経的痛みを軽減。

2. 血液・リンパ液の循環を良くする効果
局所に滞っている組織液や内出血、疲労物質などの滞りを改善し、流れをスムーズに。この場合、テーピングした部位にすき間ができ、さらにその筋肉を動かすことによって改善を早めることができます。

3. 筋肉の機能を正しく戻す効果
緊張で硬くなった筋肉や、力の入りにくくなっている筋肉を正常な状態に戻します。筋肉疲労の改善や予防、筋肉のけいれんなどにも有効です。

4. 関節のズレを正す効果
関節を構成している骨を、機能的に弱った筋肉が引っ張ってしまうことで起こる関節のズレを、筋膜や筋肉の働きを元に戻して改善。伸縮性テープの牽引する力によって骨の矯正にもつながる効果です。

これらの効果によって、身体の各部位の痛みや障害が自らの治癒力向上により改善されていきます。また、ケガや病気の予防、リハビリのサポートとしても活用が可能です。

●キネシオテーピング療法の基本コンセプト「人体は風船である」

　皮膚の表面にテープを貼るだけで、なぜこんなにも多くの効果がもたらされるのでしょうか？最大のポイントは、人体を膜組織、つまり風船のようなものとしてとらえ、診たてるところにあります。

　人体を、何重にも重なった風船としてイメージしてください。それぞれの風船の間は、空気ではなく液体で満たされているというイメージです。この液体は、循環し、組織の熱をとり、汚れを掃除し、さらには風船どうしがこすれないように、動きを滑らかにする潤滑油の役目も果たしています。これが「リンパ液」です。このリンパ液が順調に流れていれば問題はありません

が、重力、姿勢や動作などによって、風船の表面、つまり膜と膜の隙間がつぶされたり伸ばされたりすると、膜組織同士の相互の関係が乱れ、時にくっついたりしてリンパ液の流れが滞り、発熱や栄養障害、自然回復力の低下といった問題が起こるのです。

　この乱れを起こした膜の相互関係と機能を復元し、人体の自然治癒能力を呼び起こそうとする自然療法を「キネシオ療法」といいます。そして、人体に比較的浅い場所からリンパ液還流の調整、痛みの緩和、ゆがみの調整などを施すのが「キネシオテーピング療法」なのです。

●健康体と不健康体の対比

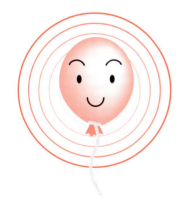

健康体
バランスが良く、弾力が均等にある状態の風船

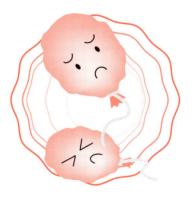

不健康体
しぼんだり、つぶれたり、膨らみすぎている状態の風船

● テーピング前とテーピング後の皮膚断面図

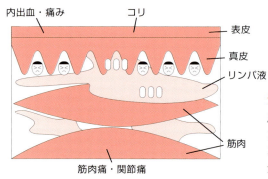

テーピング前
皮膚内部の組織が圧迫され、リンパ液や血液の流れが滞っている。放っておくと痛みにつながってしまう。

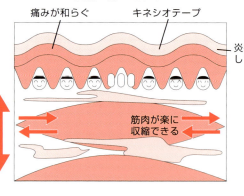

テーピング後
皮膚がキネシオテープによって持ち上げられ、圧迫されていた皮膚の下にスペースが生まれる。これによってリンパ液などの流れがスムーズになり、こり、はり、痛みが改善されていく。

2 診たてのための知識

●筋膜とリンパ液

前章では、人体を幾重にも重なった風船のような膜組織に例えました。この膜組織とは主に表皮から筋膜のことをさします。筋膜はこの、人体の層構造を構成するものを包むもので、皮下にあって、皮膚の可動性を助ける「浅筋膜」と、個々の筋肉を包み保護している「深筋膜（筋周囲膜）」の2種類があります。もちろん、皮膚も膜の一種として人体を覆っています。また、筋膜とその筋膜に包まれた筋肉との間には、わずかながらスペースがあり、その中を流れる液体が「リンパ液」です。キネシオテーピング療法では、このリンパ液は、筋膜と筋肉の動きをスムーズにする潤滑液の役割と、疲労物質、発痛物質、炎症物質などを排出する働きがあると考えます。

●三層の筋肉

筋肉は、その機能と構成から、浅層、中層、深層の三つに分けられます。各層における筋肉の働きは次のようになっています。

1.浅層筋

関節運動に携わる筋肉です。皮下のリンパ液、及び血液循環との関係が深く、ここに異常が出ると、腫れやコリ、痛み、皮膚感覚の異常などの症状が出ます。また、この筋力が低下すると、関節運動に障害が出ます。

2.中層筋

浅層筋と深層筋をサポートする筋肉です。浅層筋の過剰な動きを抑制する働きもあります。深部リンパ液の循環との関係が深く、リンパ液の循環によって、身体の深部に熱が波及するのを緩和しています。この中層筋が肥大すると、浅・深層筋へも影響が及びます。逆に浅・深層筋のオーバーユースによる内圧上昇、また、隣接した層の筋膜への癒着や圧迫によって異常が発生します。慢性疲労や慢性痛と深く関係しています。

3.深層筋

関節の支持、固定に関わる筋肉です。オーバーユースによって、関節裂隙が狭小化したり、逆にゆるみが出たりし、それによる骨のズレなどが生じ、関節が変形する原因になったりします。

皮膚
浅層筋
スペース（リンパ液が流れる）
浅層筋を包む筋周囲膜（深筋膜）
浅層筋（関節運動に関わる）
スペース（リンパ液が流れる）
中層筋を包む筋周囲膜（深筋膜）
中層筋（体液循環に関わる）
スペース（リンパが流れる）
深層筋を包む筋周囲膜（深筋膜）
深層筋（関節の支持、固定に関わる）
スペース（リンパが流れる）
関節（骨・靭帯から構成される）
骨膜（骨を包む被膜）
内臓（腹膜で包まれている）

幾重にも重なった筋膜が、伸ばされたりつぶされたりすると、その隙間を流れるリンパ液が滞ります。これによって痛みや不具合が発生します。また、筋肉そのものが弱くなっていたり、怪我などで組織が破壊されたりしても、アンバランスが発生し、痛みとなって現れます。

3 なぜ診たてが必要か？

●痛みの原因

症状には必ず原因があります。原因がわかれば、そこを元に戻す方法を用いて、正常な状態をとりもどすことが可能となります。しかし、その原因究明は考えているほど単純ではありません。例えば「膝が痛い」という症状があるとしましょう。一般的に言われるケガ以外の原因としては、以下の４つが考えられます。

| 1.太りすぎ（重量の問題） | 2.使いすぎ（疲労の問題） | 3.弱り（筋肉の問題） | 4.老化 |

そして、その解決策は次のようなものになるでしょう。

1.太りすぎ（重量の問題）	2.使いすぎ（疲労の問題）	3.弱り（筋肉の問題）	4.老化
やせる	休む	鍛える	あきらめる、又は関節の置換手術

しかし、人間の身体は単純なものではありません。減量をしたり、休んだり、鍛えたりしても治らないことがあるのも事実です。それは問題の原因が違うからです。また、①同じ体重、②同じ仕事や練習量、③同じ筋肉量、④同じ年齢でも、痛みが出る人と出ない人がいます。この差異はどこからくるのでしょう。それは、痛みの原因が、①体重、②疲労、③筋肉の弱り、④老化のいずれでもなく、それらがきっかけとなりつつ、他の要因が関係しているからです。

●健康の三角形

健康であるための３つの要素、「栄養」、「精神」、「構造」を表したものが、左の三角形の図です。この３つの要素のバランスがとれていれば健康な状態と一般的には言われています。しかし、栄養には、「摂取」と「排泄」（サプリメントとデトックスの関係）、精神には、「記憶」と「忘却」、構造には「行動」と「休息」という流れがあってはじめて、ジャイロ的バランスを伴った三辺のバランスが保たれることになるのです。この三角形の調和のことを「コンディション」と呼びます。そして、３つの要素をすべて正常に近い状態、

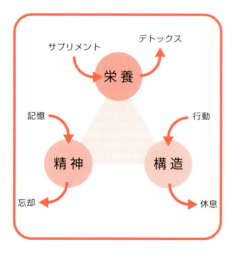

流れや動きのある状態にしておくことを、「コンディショニング」といいます。前項でお話した、発病や病態の差異は、このコンディションの違いによって生まれるのです。

● 診たてによって、コンディションを見極める

膝が痛いからといって、痛みの原因が膝まわりにあるとは限りません。また、体重や疲労、筋力といった単純な原因だけでは解決できない場合があります。あるいは、それで解決できれば、症状が悩みになることはなく、日常生活に支障をきたすことにもならないはずです。そこで重要になってくるのが、診たてなのです。

後述する各種テストによって、全身をふるいにかけ、痛みを生じさせている原因となるエリアを特定し、見えない原因を探り当てるのが診たてです。これらのテストを経て、キネシオテーピングを施すことで、より正確なコンディショニングができるようになるのです。

4 診たてから コンディショニングまでの流れ

● コンディション不良部位の特徴

キネシオテーピングの診たては、コンディション不良部位が正確にどこかを知り、その状態を把握することから始まります。体表面、皮膚、筋膜、筋肉、関節などの箇所に、出っ張り、腫れ、赤み、熱、つぶれ、ひきつり、くぼみといった症状はありませんか？

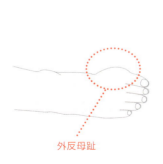

外反母趾
骨のゆがみによる内側からの圧力

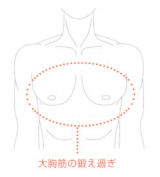

大胸筋の鍛え過ぎ
筋肉が発達しすぎた内側からの圧力

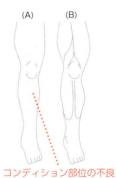

コンディション部位の不良
伸びてしまった筋肉(A)
伸びていない筋肉(B)

● これが、プロの「診たて」だ！

　診たての第一ステップは、「問診」（たずねる）、「触診」（さわる）、「視診」（見る）です。その際に着目すべきポイントは次の通りです。

1. 体表面のつぶされているところを探す。（問診、触診）
   つぶされているということは、皮膚や筋肉が伸ばされていることと同じ。

2. 体表面の張っているところを探す。（触診、視診）
   身体の内側に圧力が生じることで、皮膚や筋肉が伸ばされて薄くなり、体表面が張る。

3. 皮膚の滑らかな動きがなくなっているところを探す。（触診、視診）
   皮膚が伸ばされて薄くなることで縮みにくくなり、滑らかな動きがなくなる。

4. 体表面に近い筋肉で滑らかな動きがなくなっているところを探す。（触診、視診）
   筋肉が伸ばされて薄くなり、体表面が張ることで筋肉が縮みにくくなり、滑らかな動きがなくなる。

5. 体表面で熱を持っているところを探す。（触診）
   内部で起こった炎症によって血液やリンパ液が滞留するため、体表面に熱を感じる。

6. 体表面で赤くなっているところを探す。（視診）
   内部で起こった炎症によって血液が滞留するため、体表面が赤くなる。

7. 体表面で腫れ上がっているところを探す。（視診、触診）
   内部で起こった炎症が拡大して大量のリンパ液が貯留するため、体表面が腫れ上がる。青アザも同様。

● キネシオテーピング的プロの着目点

　ここで注意しなければならないことは、キネシオテーピング施術を目的に見る場合、通常の問診や視診とは視点が変わることがあるということです。あくまでも、キネシオテーピング的見方、診たてを行うようにしなければなりません。視点が変わると、見ているものが同じでも、解釈が変わるために的確なテーピングが選べなくなるケースが出てくるからです。具体的には、次のような箇所に注目してみてください。

例

- イスの座面に当たる、臀部や大腿後面
- 立ちっぱなしや座位でいる時の足底
- 前かがみや座位で作業している時の鼡径部
- サイズの合わない服などに締め付けられている部分
- すき間がなくなり、血液やリンパ液が貯留して膨れている部分
- 使いすぎた筋肉や発達しすぎた筋肉の拮抗する部分
- 使いすぎた筋肉や発達しすぎた筋肉の体表面
- 収縮している筋肉の反対側（拮抗筋）
- さまざまな原因により、骨や関節が偏位することで出っ張った体表面
- 炎症による血液やリンパ液の滞留によって膨れあがっているところ

●診たてのための検査法

病気やケガを理解するためには、その症状を持っている人の体の状態を知る必要があります。キネシオテーピングでは、体全体のコンディションを確認する「スクリーニングテスト」、筋肉テープを選択するための「筋肉テスト」、関節の動く範囲と筋肉の縮む範囲を確認する「関節可動域テスト」、実際にキズや障害のある部分を特定する「整形外科的テスト」を組み合わせて、テーピング部位とテーピングの方法を決定します。

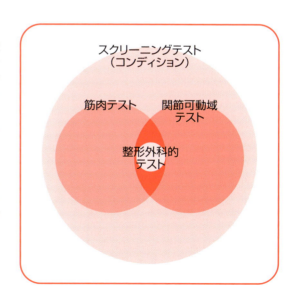

テストの種類	スクリーニングテスト	筋肉テスト	関節可動域テスト	整形外科テスト
テストの目的	キネシオテーピング療法の診たてにおいて、重要なテスト。この8つをすべて行うことで、人体のほぼ全域にわたってスクリーニングを行うことができる。	スクリーニングテスト、及び関節可動域テストによって特定された、問題のある筋肉群から、さらに特定の筋肉を絞り込むためのテスト。	関節の可動域を計測することで、骨の可動方向の筋・筋膜の機能をチェックし、その後の筋肉テストのヒントにする。	多くは、外力による障害。ケガの場合、負傷部位局所の器質的障害の状態を知るために行うテスト。
テスト例	・リンダーテスト1 ・頚椎伸展テスト ・血管膨隆テスト ・ライトテスト ・リンダーテスト2 ・腹圧検査 ・パトリックテスト ・SLRテスト	・上腕二頭筋テスト ・三角筋テスト ・腹直筋テスト etc.	・肘関節屈曲 ・膝関節屈曲 ・肩関節伸展 etc.	・スパーリングテスト ・マックマレーテスト ・ダグラステスト etc.

5 各テストの意味

● スクリーニングテスト

　スクリーニングテストとは、痛みの原因を簡便な方法で探るために行うものです。テストの種類は8つあり、そのすべてを行うと、人体のほぼ全域にわたってスクリーニングを行うことができます。全身のコンディショニングを把握するのにも有効な方法です。

　キネシオテーピングにおけるスクリーニングテストは、主に、体表面の筋膜で伸びにくいところ、縮みにくいところを観察し、動きや反応の悪い部分の熱感や、身体の中から出てくる圧力を探します。以下にあげた8つのスクリーニングテストで、上半身・下半身の表裏をカバーし、全体的かつ、基本的な体の状態を把握します。

KINESIO TAPING

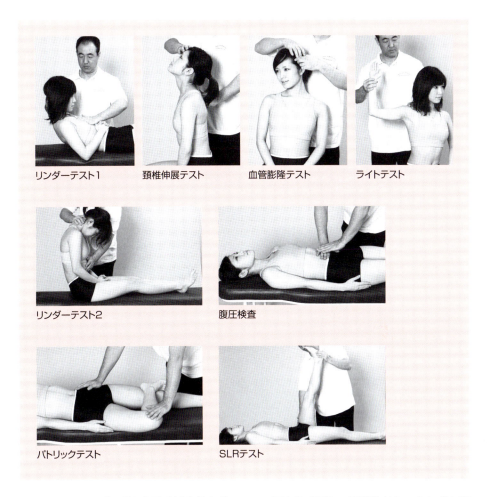

リンダーテスト1　頚椎伸展テスト　血管膨隆テスト　ライトテスト

リンダーテスト2　腹圧検査

パトリックテスト　SLRテスト

　キネシオテーピングから見る基本的な体の状態とは、風船理論を元に考えられています。異常のない状態とは、体表面に突出や、くぼみやそれに伴った圧力や皮下組織の摩擦がないことです。その状態は、ケガそのものを治す時や障害そのものが治っていくことを手助けしてくれる、自然治癒力をうまく働かせられる状態と言えます。

　圧力やくぼみ、摩擦やはりつきなどを取り除き、全身が正常な動きの範囲を保っていれば、組織間のすき間が確保され、筋肉がポンプすることによって、血液の流れが栄養を運び、汚れを取り去ってくれることになります。これが、人体が本来持っている自然治癒力を存分に発揮できる状態です。

● 関節可動域テストについて

　一つの関節の可動域を計測することは、骨の可動方向の筋や筋膜の機能を検査することにもなります。可動制限があった場合、可動方向の筋・筋膜の収縮の充分でない（伸びている）、または圧力が高まってる（伸ばされている）ことを意味しているととらえ、その後の筋肉テストのヒントとします。

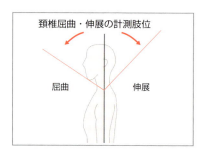

● 筋肉テストについて

　浅筋膜、深筋膜、筋肉、靭帯が伸びた状態の場合、収縮に時間を費やしたり、その収縮に伴う関節の動きに不安定感が伴ったりします。それを筋肉テストで確定し、テーピング部位を特定します。はじめのうちは、施術対象との力比べになってしまいがちですが、徐々に弱い力でも変化がわかるように練習して慣れてください。

　テーピングを施した後は、再び筋肉テストによってその効果を確認します。力が入りづらい、反応が遅い、痛み、不安感、不安定感などをチェックしながら、左右または正常な状態との差を比べます。

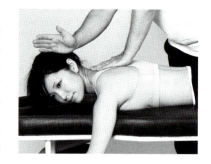

● 整形外科テストについて

　外力による障害やケガの場合は、負傷部位の器質的障害の状態を知るために、整形外科的テストを行います。多くの場合、靭帯や関節包が伸ばされていたり、腱の付着部が剥離している状態になっています。また、損傷部位には、内出血を伴う炎症や運動痛、圧痛があり、一定の器質的障害は、機能障害として現れます。

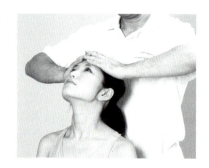

1. 障害の有無を調べる（例：坐骨神経痛かどうか）
2. 損傷組織の把握（例：筋組織か、靭帯か）
3. 損傷組織の特定（例：内側側副靭帯か、外側側副靭帯か）
4. 損傷を起こした原因とメカニズムの解明。
　これにより、障害の程度が判定できる（例：重度の捻挫か、中程度の捻挫か）

6 〈8つ〉のスクリーニングテスト

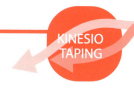

●スクリーニングテストの目的

前章でも触れましたが、ここでもう一度、スクリーニングテストの目的とポイントを整理しておきましょう。

1. 正常な身体に対して、不都合が起きている部分を簡便な方法で探る。
2. ひとつひとつの方法は、従来の整形外科テストと同じだが、判定の意味が異なる。
   代表的な8つを行うと、人体のほぼ全域にわたってスクリーニングを行うことができる。
3. その可動域を制限している筋の機能逸脱を見つける。
4. 全身のコンディションを把握する。

スクリーニングテストによって全身をふるいにかけ、機能不全の部分をテーピング施術によって整えておくことで、自然治癒力が出やすくなる状態をつくります。それは、次に行う施術のためのコンディショニングでもあり、症状の原因究明に重要な役割を果たします。

提示した筋肉群を参考にして、その中から陽性反応が起きている該当部位に存在する筋肉の筋肉テストをして、反応が悪い場合に、その筋肉にテーピングをして、スクリーニングテストの結果を改善させてゆきます。

TEST 1 リンダーテスト1

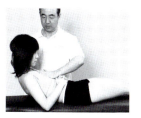

方法：あお向けで脱力し、チェックする人が上体を起こす
基準：痛みがなく、スムーズに上体が起こせる
意味：
- 上背部の筋肉や浅筋膜の収縮、伸展障害を調べる
- 張りやふくらみがあり、熱を持っているところを探す
- 頚、胸椎の屈曲動作を調べる
  → 頚、胸椎の屈曲動作に対する筋肉のうち、縮みにくい筋肉や伸びにくい筋肉を探す
  → 縮みにくい筋肉や伸びにくい筋肉の反応速度と関節の安定性を筋肉テストで確認する

(注)反応速度と関節の安定性とは、筋肉テストの際に力が入りやすくなった状態をさしています。

●陽性反応
- 起きあがるときに力が入ったり、上背部に痛みが出たりして動きがぎこちない場合
- 上半身の前面がスムーズに縮まず、皮膚上に縮まない部分が見受けられる場合

リンダーテスト1に関連するおもな筋肉例

★★★★	上僧帽筋
★★★☆	上中僧帽筋・中僧帽筋・下僧帽筋・広背筋・肩甲挙筋
★★☆☆	上中僧帽筋・中僧帽筋・下僧帽筋・広背筋・肩甲挙筋
その他	外腹斜筋・内腹斜筋・腹直筋

★印はテーピング効果の高さを示しています

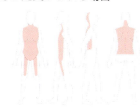

TEST2　頚椎伸展テスト

方法：イスなどに座って天井を見るように上を向く
基準：痛みがなく、スムーズに天井を見られる
意味：
  ・頚椎の可動制限と周りの筋肉の収縮、伸展障害を調べる
  ・張りやふくらみがあり、熱を持っているところを探す
  ・頚椎の伸展動作を調べる
    →頚椎の伸展動作に対する筋肉のうち、縮みにくい筋肉を探す
    →頚椎の伸展動作に対する筋肉のうち、伸びにくい筋肉を探す
    →縮みにくい筋肉や伸びにくい筋肉の反応速度と関節の安定性を筋肉テストで確認する
（注）反応速度と関節の安定性とは、筋肉テストの際に力が入りやすくなった状態をさしています。

●陽性反応
完全に上を向けなかったり、張りや痛みが出たりする場合

頚椎伸展テストに関連するおもな筋肉例

★★★★	前斜角筋
★★★☆	中斜角筋・後斜角筋
★★☆☆	頭板状筋・頚板状筋

★印はテーピング効果の高さを示しています

TEST3　血管膨隆テスト

方法：頭部の脈や季肋部を指や手で触れる
基準：痛みがなく、適度な弾力が保たれた状態
意味：
  ・血圧の上昇による、脈管の弾力の異常を調べる
  ・張りやふくらみがあり、熱を持っているところを探す
  ・頭部の血管膨隆の有無をみて、頭蓋内圧の高さを確かめる
  ・季肋部の圧力と心臓のまわりの組織の圧力が高くなっているかどうかみる
    →胸郭から上にある筋肉の反応速度と関節の安定性を筋肉テストで確認する
（注）反応速度と関節の安定性とは、筋肉テストの際に力が入りやすくなった状態をさしています。

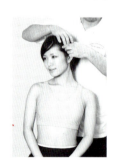

●陽性反応
脈を指で触れて、硬く感じられた場合やこめかみに血管の膨隆がみられる場合。
また、頭部を手のひらで触れて、熱感や頭皮が硬く感じられたり、動きが悪かったりする場合。これらの反応が見られた場合、呼吸器系、脈管系に負担がかかっている場合があるので、胸郭の周りも診たててテーピングします。

頚椎伸展テストに関連するおもな筋肉例

★★★★	大菱形筋
★★★☆	小菱形筋・胸鎖乳突筋

★印はテーピング効果の高さを示しています

TEST4　ライトテスト

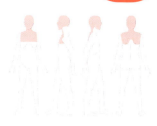

方法：座った状態で正面を向かせ、肩を押さえながら相手の手首を
　　　持って腕を後ろに引く
基準：痛みがなく、スムーズに肩よりも肘が、肘よりも手首が後ろに
　　　くる
意味：
　・上肢帯動作時の浅筋膜の収縮、伸展障害を調べる
　・張りやふくらみがあり、熱を持っているところを探す
　・肩関節の外転、伸展、外旋動作を調べる
　　→それぞれの動作に対する筋肉のうち縮みにくい筋肉を探す
　　→それぞれの動作に対する筋肉のうち伸びにくい筋肉を探す
　　→縮みにくい筋肉や伸びにくい筋肉の反応速度と関節の安定性を筋肉テストで確認する
（注）反応速度と関節の安定性とは、筋肉テストの際に力が入りやすくなった状態をさしています。

●ライトテストの陽性反応
テスト動作時に肩よりも肘が、肘よりも手首が後ろにこなかった場合

パトリックテストに関連するおもな筋肉例

★★★★	上腕二頭筋
★★★☆	大胸筋鎖骨部・大胸筋胸肋部・前鋸筋・三角筋 三角筋前部・三角筋中部・三角筋後部・棘上筋 棘下筋・小円筋・大円筋・上腕三頭筋 腕橈骨筋・回外筋・大胸筋
★★☆☆	小胸筋・烏口腕筋・円回内筋・橈側手根屈筋 長掌筋・尺側手根屈筋・方形回内筋 長橈側手根伸筋・短橈側手根伸筋・尺側手根伸筋
★★★☆	浅指屈筋・深指屈筋・長母指屈筋・指伸筋 小指伸筋・長母指外転筋・短母指伸筋 長母指伸筋・示指伸筋・母指対立筋・短母指屈筋 母指内転筋・小指外転筋・短小指屈筋・小指対立筋

★印はテーピング効果の高さを示しています

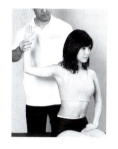

TEST5　リンダーテスト2

【方法】あお向けで脱力し、チェックする人が上体を完全に起こし、前屈させる
【基準】痛みがなく、スムーズに上体を完全に起こして、かつ、前屈できる
【意味】
　・腰背部の筋肉の伸展異常や体前面の浅筋膜の収縮伸展障害を調べる
　・張りやふくらみがあり、熱をもっているところを探す
　・腰椎の屈曲動作を調べる
　　→腰椎の屈曲動作に対する筋肉のうち、縮みにくい筋肉を探す
　　→腰椎の屈曲動作に対する筋肉のうち、伸びにくい筋肉を探す
　　→縮みにくい筋肉や伸びにくい筋肉の反応速度と関節安定性を筋肉テストで確認する
（注）反応速度と関節の安定性とは、筋肉テストの際に力が入りやすくなった状態をさしています。

●陽性反応
　起き上がるときに力が入ったり、腰背部に痛みが出たりして動きがぎこちない場合

頚椎伸展テストに関連するおもな筋肉例

★★★★	仙棘筋
★★★☆	腰方形筋・腰腸肋筋・大腰筋
参考	外腹斜筋・内腹斜筋・腹直筋

★印はテーピング効果の高さを示しています

TEST6　腹圧検査

【方法】あお向けで寝た状態で腹部を手で触れる
【基準】痛みや皮膚の異常な張りがなく、適度な弾力が保たれた状態
【意味】
　・張りやふくらみがあり、熱をもっているところを探す
　・リンダーテスト2でも、腹部の縮みにくい部分を探るが、腹圧検査は、縮みにくさとして動きを邪魔している、腹腔から腹壁に投影された内圧に着目する
　・皮膚、筋肉、内臓の圧力・厚さ・圧痛の有無とその深さを調べる
　　→圧の増加、腹筋の収縮不全によって起こる現象を知る
　　→腹部は身体の中心で姿勢や四肢の動きに影響を与えるので、特に肋骨内の横隔膜までと骨盤周囲も着目する
　・上腹部の圧力：横隔膜を押し上げる　　　・下腹部の圧力：横隔膜を引き下げる
　・側腹部の圧力：体幹に傾斜やねじれや傾きを出す
　　→それぞれの部位の圧力や伸ばされている筋肉の有無を確かめる
　　→伸ばされた筋肉の反応速度と関節の安定性を筋肉テストで確認する

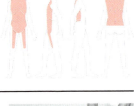

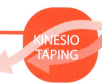

(注)反応速度と関節の安定性とは、筋肉テストの際に力が入りやすくなった状態をさしています。

●陽性反応
　触ってみて腹が張っている、内臓が下垂しているなどの場合
　また、部分的に痛みや違和感を覚えた場合

腹圧検査に関連するおもな筋肉例

★★★★	外腹斜筋
★★★☆	内腹斜筋・腹直筋
参考	横隔膜

★印はテーピング効果の高さを示しています

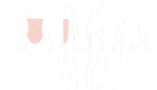

TEST7　パトリックテスト

【方法】あお向けになり、片方の脚を曲げ、反対側の膝に乗せる。テストをする人は、片手で検査をしない方の腸骨を押さえ、浮かないようにしながら、反対側の手で検査をするほうの膝を軽く押していく

【基準】痛みがなく、スムーズに脚を曲げられて、かつ、股関節が開く

【意味】
・骨盤と股関節の可動制限を調べる
・張りやふくらみがあり、熱をもっているところを探す
・股関節の外転、外旋、屈曲の動きに着目する
※この動作は複合されたもので、股関節ばかりでなく、足関節の内反（腓腹筋内側頭や腓骨筋群に着目）、膝関節の屈曲（→半腱様筋、半膜様筋、大腿二頭筋に着目）の関節の動きが含まれている
　→各動作に対する筋肉のうち、縮みにくい筋肉を探す
　→各動作に対する筋肉のうち、伸びにくい筋肉を探す
　→縮みにくい筋肉や伸びにくい筋肉の反応速度と関節の安定性を筋肉テストで確認する

(注)反応速度と関節の安定性とは、筋肉テストの際に力が入りやすくなった状態をさしています。

●陽性反応
　テスト動作時に脚の外側が床面につかなかったり、臀部や内股の付け根に痛みが出たりした場合

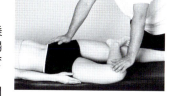

パトリックテストに関連するおもな筋肉例

★★★★	中殿筋
★★★☆	腸骨筋・縫工筋・内転筋群・大殿筋・大腿筋膜張筋・梨状筋
★★☆☆	薄筋・恥骨筋・長内転筋・短内転筋・大内転筋

★印はテーピング効果の高さを示しています

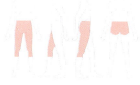

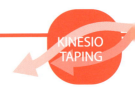

TEST8　SLRテスト

方法：あお向けになり、テストする人は足首をもち、膝を伸ばしたままで脚を上げる

基準：膝を伸展させたまま、痛みがなく、スムーズな90度までの挙上が可能

意味：
- 下肢の筋肉の浅筋膜の収縮、伸展障害を調べる
- 張りやふくらみがあり、熱をもっているところを探す
- 下肢の挙上動作を調べる
- 浅筋膜のたるみや収縮不全、下腹部脂肪による抵抗を探す
  鼠径部、下腹部の脂肪が股関節の屈曲動作をさまたげる場合がある（触診、視診を併用）
  →下肢の挙上動作に対する筋肉のうち、縮みにくい筋肉を探す
  →下肢の挙上動作に対する筋肉のうち、伸びにくい筋肉を探す
  →縮みにくい筋肉や伸びにくい筋肉の反応速度と関節の安定性を筋肉テストで確認する

（注）反応速度と関節の安定性とは、筋肉テストの際に力が入りやすくなった状態をさしています。

●陽性反応

テスト動作時に強い痛みやしびれが出たり、腰などが痛くなったりした場合
また、痛みはなくても挙上時にある一定の角度から検査側の膝、もしくは挙上していない反対側の膝が曲がってしまう場合も含む

SLRテストに関連するおもな筋肉群

★★★★	腓腹筋
★★★☆	大腿四頭筋・大腿直筋・外側広筋・内側広筋・中間広筋 大腿二頭筋・半腱様筋・半膜様筋・前脛骨筋・ヒラメ筋 膝窩筋・長腓骨筋
★★☆☆	第三腓骨筋・後脛骨筋・短腓骨筋
★★★☆	長母趾伸筋・長趾伸筋・足底筋・長母趾屈筋・長趾屈筋 短趾伸筋・母趾外転筋・短趾屈筋・小趾外転筋 足底方形筋・短母趾屈筋・母趾内転筋・短小趾屈筋

★印はテーピング効果の高さを示しています
（筋肉の数は多いですが、皮膚や浅筋膜のたるみや収縮不全部直下にある筋肉をテストしてみて下さい）

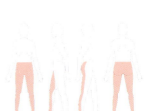

Chapter 2 症例別 キネシオテーピング

※可動域テストは、日本整形外科学会および日本リハビリテーション医学会の測定基準に準拠しています。

1 寝ちがえ

　朝起きると首の筋が痛くて、思うように頭を動かせない—よく経験することですが、これが寝ちがえです。首の筋肉の疲労から起きることが多く、筋肉が疲労して伸縮性が乏しくなったときに、急に首を動かすと筋肉や筋膜に炎症が起きてしまうのです。やっかいなのは寝ている時に起きることで、これは防ぎようがありません。また、首の筋肉とその動きは非常に複雑で、単に寝ちがえということで簡単に考えると、かえってひどくなることもあります。寝ちがえを肩のこりなどと同じに考えて、揉んだり叩いたりする人がいますが、これは逆効果で、かえって痛みが増すこともあります。首の横の筋肉が無理に伸ばされた状態になっているので、首を左右に倒そうとすると痛みを感じます。さらに、回しにくくなったり、前側に首を倒せなくなったりします。腕前面の使いすぎから背部の筋肉をひき伸ばした結果、頭を支える筋肉に疲労がたまり、寝ている間や起床時にケイレンが起きたままになります。

スクリーニングテスト
ライトテスト

被検者は座った状態で正面を向きます。検者は肩を押さえながら相手の手首を持って腕を後ろに引きます。

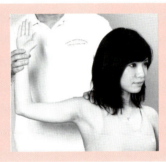

診たてのポイント

腕を後ろに引いたときに、鎖骨までの皮膚がひっぱられていないかチェック。鎖骨や胸郭の上のほうの肋骨には首の筋肉がたくさんついているので、胸から腕の胸筋膜が硬くなっていると背面の筋をひきのばし、首に影響します。

キネシオテーピング

A 上腕二頭筋

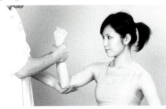

筋肉テスト

被検者は座った状態で肩関節を30度、肘関節を90度にそれぞれ曲げ、肘から先をやや回外（親指を突き出すようにねじること）させます。検者は一方の手で肘関節を支え、もう一方の手を手首に置き、肘関節伸展方向に力を入れます。

採寸
Y字テープ
幅5cm
切り込み 30cm
長さ 35cm

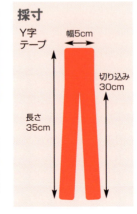

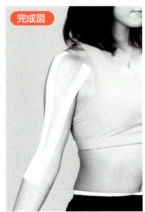

完成図

スクリーニングテスト
リンダーテスト1
被検者はあおむけで脱力し、検者が上体を起こします。

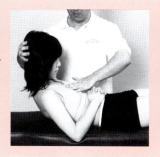

診たてのポイント
起き上がった時に、苦しかったり、つっぱったりするのは、首の前側の圧力が高いということ。胸郭の圧力、首の根本の圧力をチェック、それと首の後ろ側の浅筋膜が引かれてないかをチェック。どこでひっかかっているかをよく見て原因を探ります。

キネシオテーピング
B 上中僧帽筋

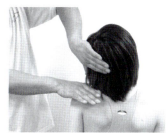

筋肉テスト
被検者は座った状態。頭を後ろに倒しながら、検査する側へ曲げます。顔を反対側へ20度回旋して肩を上げます。検者は肩と頭を引き離すように力を加えてください。

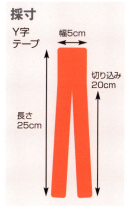

採寸
Y字テープ
幅5cm
切り込み20cm
長さ25cm

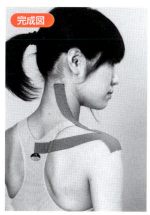

完成図

KINESIO TAPING

可動域テスト
頚椎回旋

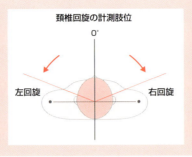

- 正常関節可動域
  回旋：60度
- 計測方法
  腰かけ座位で行います。
- 関連する筋肉
  胸鎖乳突筋、前斜角筋、中斜角筋、後斜角筋、頭板状筋、頚板状筋、頚腸肋筋、頚最長筋、頭最長筋

キネシオテーピング

C 前斜角筋

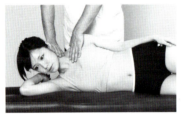

筋肉テスト
横向きに寝て腕を枕にし、首を同側に曲げ、反対側にやや回します。検者は第1肋骨を押さえ、もう一方の手で上部頚椎を下方に押し、被検者に抵抗させます。

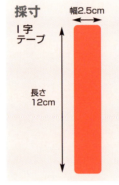

採寸
I字テープ
幅2.5cm
長さ12cm

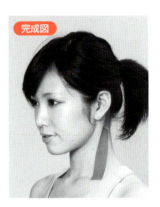

完成図

D 中斜角筋

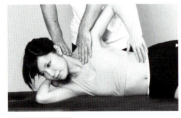

筋肉テスト
被検者は横になり、腕を外転（鎖骨下筋を外す）、首を反対側に向けて持ち上げます。検者は鎖骨を押さえ、もう一方の手で首の横を下内方へ押し、抵抗させます。

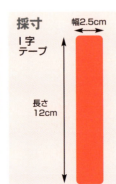

採寸
I字テープ
幅2.5cm
長さ12cm

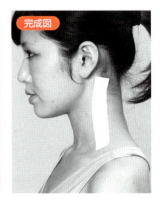

完成図

整形外科テスト
頚椎伸展圧迫テスト

座った状態で頚椎を約30度伸展させます。次に、頭頂部を下方に徐々に押し下げるように圧を加えます。

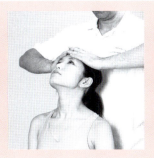

理論的根拠

この時症状が軽減する場合は、後外側の椎間板の突出が前方の広くなったスペースに移行し、神経根または脊髄への圧を軽減していると推測します。逆に頚椎の後方に痛みが出る場合は、頚椎椎間関節の病変を考えます。

キネシオテーピング
E 狭間コレクション（短冊）

採寸
短冊型テープ
幅5cm
長さ15cm
中央に10cmの切り込みを3本

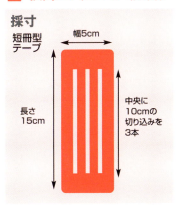

完成図

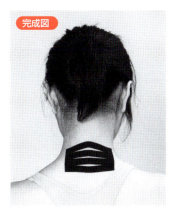

A、B、C、E かさねばりの完成図

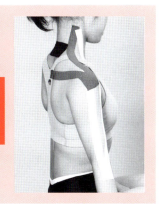

KINESIO TAPING

2 ムチウチ症／頚椎異常

　ムチウチ症は、後ろから車で追突されたときによく起こります。まるで鞭がしなるように首が前屈し、その反動で後屈し、首の骨（頚椎）を支えている靭帯や筋肉に損傷が起こって痛みの原因となります。そのほか、頚椎を形成する7つの骨の間の関節がねんざを起こした状態になったり、胸骨や胸骨の軟骨、鎖骨などが突出することもあります。このようなさまざまな原因によって、首が回らなくなったり、頭痛が起こったりするのです。

　また、首の障害が恐いところは、筋肉だけでなく、頚椎同士による圧迫などで、血液やリンパ液などの循環障害が起こり、自律神経の失調につながるという点です。

　筋部に圧痛がある場合は、筋膜の炎症やスパズム（けいれん）、また頚椎を動かして触診している時に痛みがある場合は、靭帯の障害や椎間関節に異常を起こしている場合が多く見られます。

スクリーニングテスト
頚椎伸展テスト

被検者は座った状態で天井を見るように上を向きます。

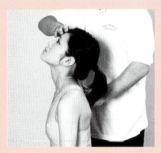

診たてのポイント

ムチウチの場合は、このテストをするとどこかでボキっと折れるような首の動きをするのが特徴です。それがあったら靭帯及び、前頚部の筋膜による制御が働いていない状態です。頚椎まわりの筋肉をテストします。

キネシオテーピング

A 前斜角筋

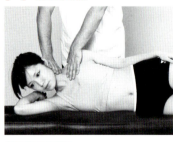

筋肉テスト

横向きに寝て腕を枕にし、首を同側に曲げ、反対側にやや回します。検者は第1肋骨を押さえ、もう一方の手で上部頚椎を下方に押し、被検者に抵抗させます。

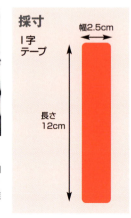

採寸
I字テープ
幅2.5cm
長さ12cm

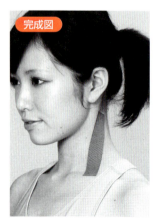

完成図

スクリーニングテスト
リンダーテスト1

被検者はあおむけで脱力し、検者が上体を起こします。

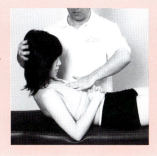

診たてのポイント

首の筋肉に異常が発生することで、代わりに肩の筋肉で頭を支えるようになるため、上僧帽筋が硬くなります。上体を起こそうとすると、後頭部から肩上部にかけてのつっぱり感を感じるでしょう。

キネシオテーピング
B 上僧帽筋

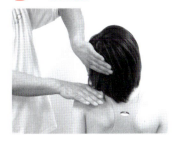

筋肉テスト

被検者は座った状態。頭を後ろに倒しながら、検査する側へ曲げます。顔を反対側へ20度回旋して肩を上げます。検者は肩と頭を引き離すように力を加えてください。

採寸
I字テープ

幅5cm
長さ25cm

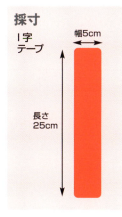

完成図

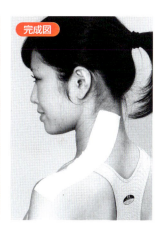

KINESIO TAPING

可動域テスト
頚椎 屈曲・伸展

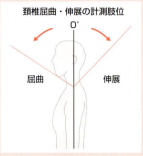
頚椎屈曲・伸展の計測肢位

- 正常関節可動域
  屈曲：60度、伸展：50度
- 計測方法
  頚椎の側面で行います。原則として腰かけ座位とします。
- 関連する筋肉
  頚椎屈曲：胸鎖乳突筋、前斜角筋、中斜角筋、後斜角筋
  頚椎伸展：頭板状筋、頚板状筋、胸鎖乳突筋、頚腸肋筋、頚最長筋、頭最長筋

キネシオテーピング

 頚板状筋

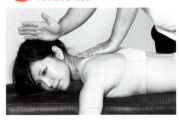
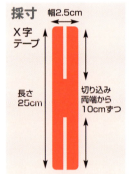
採寸　X字テープ　幅2.5cm　長さ25cm　切り込み両端から10cmずつ

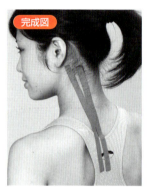
完成図

筋肉テスト
被検者はうつぶせで、首を検査する側に45度回して頭を起こします。検者は手刀で頭を床方向へ押します。

 後斜角筋

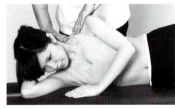
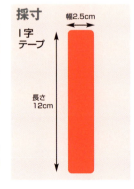
採寸　I字テープ　幅2.5cm　長さ12cm

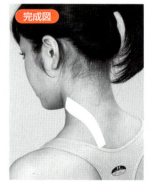
完成図

筋肉テスト
被検者は横向きに寝て、肘をやや曲げ、腕を内転・内旋させます。検者は第2肋骨を押さえ、首の下の部分を下内方に押して、被検者に抵抗させます。

整形外科テスト
スパーリングテスト

座ったまま首をどちらかにひねり、そのまま後屈させます。両側とも行ってください。

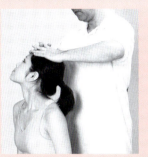

理論的根拠

屈側痛、神経根、小関節面の異常、挫傷をあらわします。

キネシオテーピング
E 頚椎靭帯テープ

採寸
I字テープ

幅3.75cm
長さ10cm

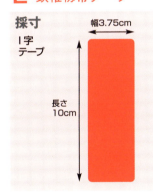

完成図

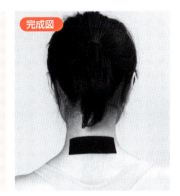

A、B、C、E かさねばりの完成図

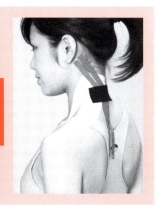

3 めまい／立ちくらみ

めまいには2種類あります。ひとつは、目の前が暗くなる、体がふらつくといった症状の一過性の貧血状態による仮性めまいで、「フラフラめまい」とも呼ばれています。もうひとつはまわりのものがぐるぐる回るように感じる真性めまいで、「グルグルめまい」とも呼ばれます。これは脳や内耳に異常がある場合も多いので、専門医にみてもらうことをおすすめします。

キネシオテープが効力を発揮するのは、フラフラめまいで、これは首の筋肉の緊張で起こることも少なくありません。首すじの筋肉がこっていると血管が圧迫され、頭部に行くべき血液が滞り、このような症状を起こします。めまいの多くはあごを上げながら立ち上がるときに、胸鎖乳突筋に頚動脈が圧迫されて起こります。また、深部において椎骨動脈が圧迫されて起こることもあります。血圧の異常や、腹部内臓の障害も「フラフラめまい」の原因になります。

スクリーニングテスト
血管膨隆テスト

検者が被検者の頭部の脈や、季肋部を手で触れて、血管の弾力や硬さを確認します。

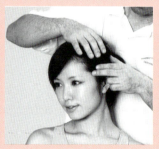

診たてのポイント

血管が膨隆しているということは、頭に血が上っているということです。それによって脳圧が上がり、クラクラしてくるのです。そんな時は頭皮の皮膚も硬くなっています。

キネシオテーピング
A 胸鎖乳突筋

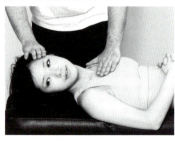

筋肉テスト

被検者はあおむけに寝て、顔を90度左右どちらかに向けます。頭を持ち上げ、検者は側頭骨に手を置き、床方向に力を加えます。

採寸
Y字テープ
幅2.5cm
切り込み 12cm
長さ 18cm

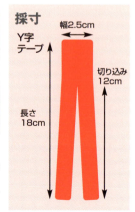

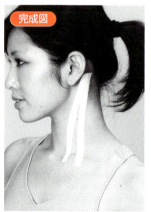

完成図

スクリーニングテスト
腹圧テスト

被検者はあおむけの状態で、検者は腹部を手で触れます。

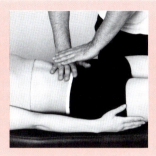

診たてのポイント

便秘があったり胃に不具合があったりすると、内臓の反射でめまいが出ることがあります。腹圧テストで内臓まわりの筋肉の硬さや圧力をチェックしましょう。

キネシオテーピング
B 外腹斜筋

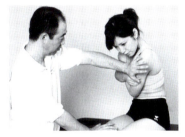

筋肉テスト

被検者は座った状態、腕は交差させて手は両肩に。検査する側の反対方向に胴体をねじり、肩を反対側の膝に近づけるようにします。検者は一方の手で太ももを押さえ、もう一方の手で肩を後ろへ押すように力を加えます。(写真は左外腹斜筋のテスト)

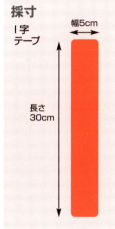

採寸
I字テープ
幅5cm
長さ30cm

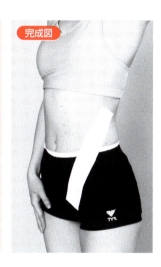

完成図

可動域テスト
頚椎　側屈

頚椎側屈の計測肢位
0°
左側屈　右側屈

- 正常関節可動域
 側屈：50度
- 計測方法
 体幹の背面で行います。腰かけ座位で行います。
- 関連する筋肉
 胸鎖乳突筋、前斜角筋、中斜角筋、後斜角筋、頭板状筋、頚板状筋、頚腸肋筋、頚最長筋、頭最長筋、肩甲挙筋

キネシオテーピング
C 胃十字

採寸
I字テープ
2枚

幅5cm
長さ15cm

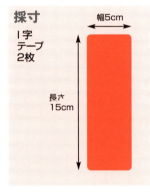
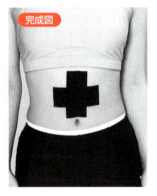

完成図

整形外科テスト
マイグネテスト

座ったまま頭を片側に伸展(後ろ側にたおす)、回旋させ、そのまま10〜40秒間止めます。両側とも行ってください。

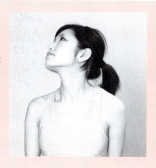

理論的根拠

めまい、ふらつき、かすみ目、吐き気、失神、眼振はすべて陽性の兆候で、椎骨動脈や脳底動脈の狭窄や圧迫があることを示しています。

キネシオテーピング
D 前頭テープ

採寸
I字テープ

幅5cm
長さ10cm

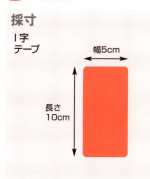

完成図

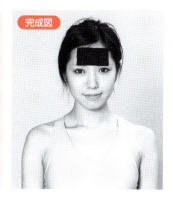

A、B、C、D かさねばりの完成図

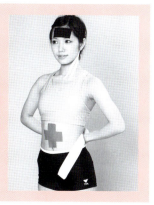

4 腕の使いすぎによる肩こり

　肩こりのなかでは、比較的原因のはっきりした状態です。運動をした後や重い荷物を持った後、あるいは手を動かすことの多い仕事の人などに起こります。手の動きの支えとなるのが、肩や胸の筋肉です。このため、指や手首などを使いすぎるとその負担は筋肉の連動により手から腕、肩へと広がっていきます。これは、手や腕を使いすぎることで、その周辺の静脈血やリンパ液が滞り、流れが悪くなるからです。こういった原因の場合は、肩だけにテープを貼るのではなく、そのもとになっている腕や胸の筋肉の疲労をとる必要があります。

　腕の使いすぎで肩がこっている人は首が張っていて、肩の周辺の毛細血管が浮き出ていることがよくあります。この体表にあらわれる特徴を見逃さないようにしてください。

スクリーニングテスト

ライトテスト（伸展重視）

被検者は座った状態で正面を向きます。検者は肩を押さえながら相手の手首を持って腕を後ろに引きます。

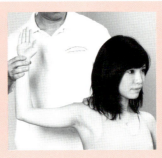

診たてのポイント

胸の筋肉がしっかり伸びているかをチェック。上腕前面の部分、浅筋膜の伸びとその後ろ側の縮みを重視します。肩甲骨が後ろへ引かれるときにスムーズに動いているかどうかに着目してください。

キネシオテーピング

A 三角筋前部

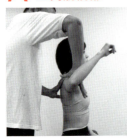

筋肉テスト

被検者は座った状態で、肘関節を90度曲げたまま肩関節を 90 度外転させ30度外旋します。検者は一方の手を肩におき、肩甲骨を固定します。もう一方の手を上腕におき、床側やや後方（矢印方向）に向かって力を入れてください。

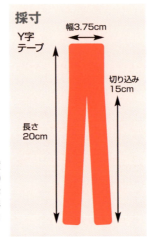

採寸
Y字テープ
幅3.75cm
切り込み15cm
長さ20cm

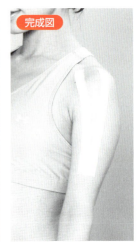

完成図

可動域テスト
肩の水平伸展

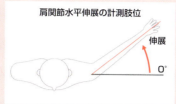

- 正常関節可動域
  水平伸展：30度
- 計測方法
  肘を伸ばし、腕を体の両脇につけた姿勢から、腕を真横に90度上げそのまま後ろ（背中方向）へ引きます。
- 関連する筋肉
  三角筋後部、上腕三頭筋

キネシオテーピング

B 大胸筋

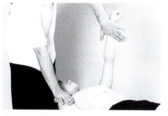
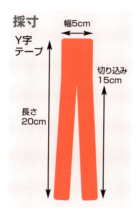
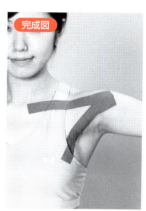

採寸 Y字テープ
幅5cm
切り込み 15cm
長さ 20cm

完成図

筋肉テスト
被検者はあおむけで、肩関節を90度に曲げ、親指が足側に向くようにひねります。検者は頭側に立って一方の手で反対の肩を固定。もう一方を被検者の手首において、伸展外転方向に力を加えます。

C 上腕二頭筋

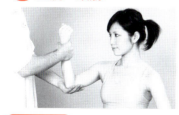
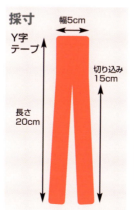
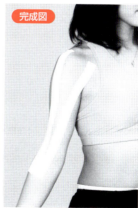

採寸 Y字テープ
幅5cm
切り込み 15cm
長さ 20cm

完成図

筋肉テスト
被検者は座った状態で肩関節を30度、肘関節を90度にそれぞれ曲げ、肘から先をやや回外（親指を突き出すようにねじる）させます。検者は一方の手で肘関節を支え、もう一方の手を手首に置き、肘関節伸展方向に力を入れます。

KINESIO TAPING

整形外科テスト
肩甲部浅筋膜テスト

検者の力で他動的に手のひらを前方へ向け、脇をひきしめ、肘を曲げさせます。そのまま、腕を後ろに引いたとき、腕の付け根から背骨までの浅筋膜が中央によっていくか、目で確認します。

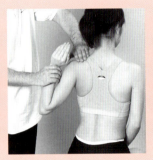

理論的根拠

しわができない場合、骨より浅い位置の異常が考えられます。

キネシオテーピング

D 中僧帽筋

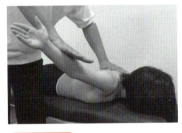

筋肉テスト

被検者はうつぶせの状態で、肩関節を90度外転、水平伸展し、親指を上に向けます。検者は肘の上に手を置き床側へ力を加えます。

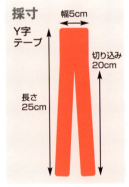

採寸
Y字テープ
幅5cm
切り込み 20cm
長さ 25cm

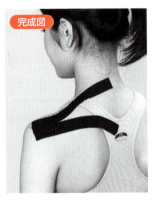

完成図

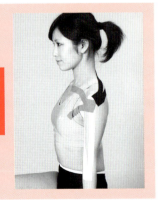

B、C、D かさねばりの完成図

5 内臓による肩こり

内臓に障害がある場合にも、肩こりが起こります。これは上部内臓、つまり肝臓、心臓、すい臓、胃といったへそより上の臓器に異常がある場合に、それぞれの側の肩にこり、痛みが生じやすくなります。

胃や心臓、脾臓なら左肩、肝臓なら右肩、すい臓なら両方という具合です。内臓の障害では、おもに胃炎、腸炎といった炎症が原因となって、血液やリンパ液の循環の妨げになったり、体前面の筋膜にひきつれがおきたりして、そこから内臓系の肩こりが起こります。また、上腹部の内臓は、横隔膜直下に存在しているため、横隔膜の動きを妨げ、肋骨が弾力をなくします。それに付着する筋肉や肩甲骨の動きに支障が出て、肩こりなどの症状がでます。

スクリーニングテスト
ライトテスト

被検者は座った状態で正面を向きます。検者は肩を押さえながら相手の手首を持って腕を後ろに引きます。

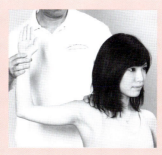

診たてのポイント

胸の筋肉がしっかり伸びているかをチェック。上腕前面の部分、浅筋膜の伸びとその後ろ側の縮みを重視します。肩甲骨が後ろへ引かれるときにスムーズに動いているかどうかに着目してください。

キネシオテーピング
A 棘下筋

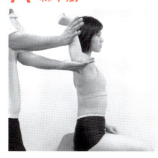

筋肉テスト

被検者は座った状態で、肘関節を90度曲げたまま肩関節を90度外転させ、さらに最大限まで外旋させます。検者は一方の手で腕を支え、もう一方を手首において内旋方向に力を加えます。

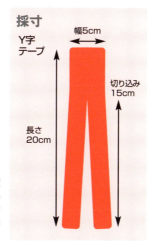

採寸
Y字テープ
幅5cm
切り込み15cm
長さ20cm

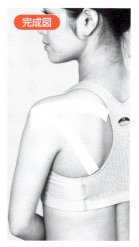

完成図

KINESIO TAPING

スクリーニングテスト
腹圧テスト

被検者はあおむけの状態で、検者は腹部を手で触れます。

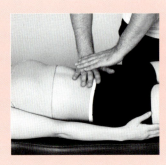

診たてのポイント

脂肪のつき方や、へそから下のあたりにある便やガスなどによる体内からの圧力で体の表面がひっぱられている可能性があります。そこに着目してください。

キネシオテーピング

B 内腹斜筋

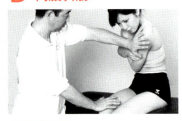

筋肉テスト

被検者は座位、腕は交差させ手は両肩に。検査する側に胴体をねじり、肩を反対側の膝に近づけるようにします。検者は一方の手で太ももを押さえ、もう一方の手で肩を後ろへ押すように力を加えます。（写真は右内腹斜筋のテスト）

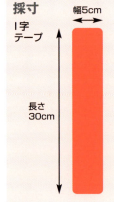

採寸
I字テープ
幅5cm
長さ30cm

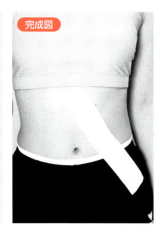

完成図

可動域テスト
肩　外旋

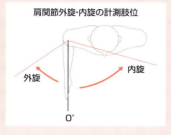

- 正常関節可動域
  外旋：60度
- 計測方法
  腕を体幹に接して、肘関節を前方に90度屈曲した肢位で行います。前腕は中間位とします。あるいは、前腕を中間位として、肩関節90度外転、肘関節90度屈曲した肢位で行う方法もあります。
- 関連する筋肉
  棘下筋、小円筋、三角筋、三角筋後部

キネシオテーピング

C　下僧帽筋

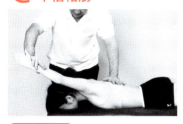

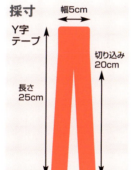

採寸
Y字テープ
幅5cm
切り込み20cm
長さ25cm

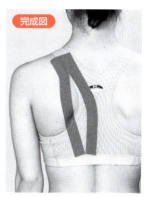

完成図

筋肉テスト
被検者はうつぶせで、肩関節を120度外転、外旋。腕を下僧帽筋の線維にあわせて上方にあげます。検者は肘あたりに手を置き、下へ力を加えます。

D　外腹斜筋

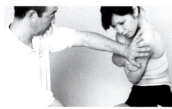

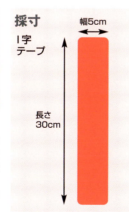

採寸
I字テープ
幅5cm
長さ30cm

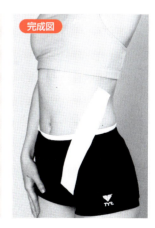

完成図

筋肉テスト
被検者は座った状態で腕を交差させ、手は両肩に。検査する側の反対方向に胴体をねじり、肩を反対側の膝に近づけるようにします。検者は一方の手で太ももを押さえ、もう一方の手で肩を後ろへ押すように力を加えます。（写真は左外腹斜筋のテスト）

整形外科テスト
肋骨スプリングテスト

被検者はうつ伏せ。検者は頭側に立って両手を外側に開いて肋骨にのせます。次に、被検者に深呼吸をしてもらい、息をはくときに両手に体重をかけて振動をあたえ、深部痛の発生や反応の不調和を調べます。

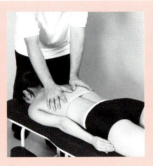

理論的根拠

肋骨の痛みは、胸部内臓器の疾患や骨折・骨の病気などの場合があります。

A、B、C かさねばりの完成図

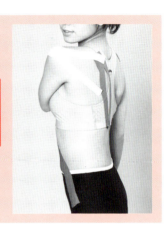

6 首の骨の異常による肩こり

　首の骨（頚椎）に障害のある場合にも、肩こりは起こります。頚椎異常の代表格はムチウチ症です。首に強い衝撃がかかり、結果的に頚椎部分の神経を圧迫する状態ですが、比較的軽度でも肩への負担はかかります。首の後ろにゴリゴリと違和感を覚えたり、不快な重みを感じる人は、おそらく肩こりにも悩んでいるはずです。

　首の骨は、首の筋肉とともに頭を支えているのですが、骨そのものの不安定さがあると、肩についている筋肉で頭を支えるようになってくるのです。

スクリーニングテスト
頚椎伸展テスト

被検者は座った状態で天井を見るように上を向きます。

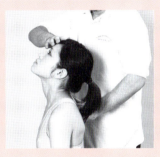

診たてのポイント

首の骨に異常があると、頚椎の曲がり方が滑らかではなく、どこかでポキッと折れるような感じになったり、不自然なカーブになったりします。

キネシオテーピング
A 頚板状筋

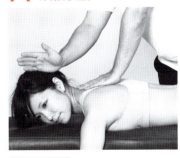

筋肉テスト

被検者はうつ伏せで、首を検査する側に45度回して頭を起こします。検者は手刀で頭を床方向へ押します。

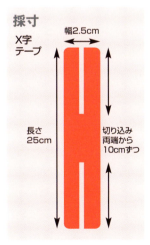

採寸
X字テープ
幅2.5cm
長さ25cm
切り込み両端から10cmずつ

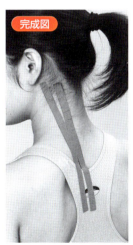

完成図

スクリーニングテスト
ライトテスト

被検者は座った状態で正面を向きます。検者は肩を押さえながら相手の手首を持って腕を後ろに引きます。

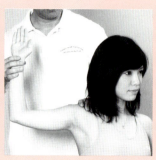

> 診たてのポイント

腕などに神経的な異常がある場合があり、その際、ライトテストを行うと肩に負担をかけている腕の疲労や肩甲骨の動きの悪さが発見できます。

キネシオテーピング
B 広背筋

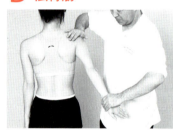

> 筋肉テスト

被検者はうつ伏せ、または立った状態で、腕を内旋、肩関節をやや伸展して内転させます。検者は一方の手で肩を支え、もう一方で手首をつかみ、外転方向へ力を加えます。

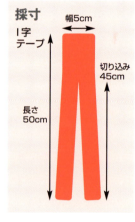

採寸
I字テープ
幅5cm
切り込み45cm
長さ50cm

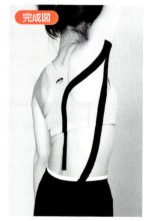

> 完成図

可動域テスト
頚椎ぶんまわし

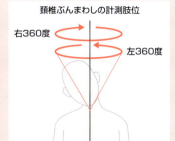

頚椎ぶんまわしの計測肢位
右360度
左360度

- 正常関節可動域
  360度
- 計測方法
  首を回す。左右両方向ともに360度スムーズに回るかどうかを見ます。
- 関連する筋肉
  前斜角筋、中斜角筋、後斜角筋、胸鎖乳突筋、頚板状筋、頭板状筋

キネシオテーピング
C 中斜角筋

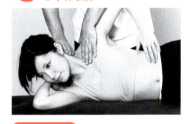

筋肉テスト

被検者は横になり、腕を外転（鎖骨下筋を外す）、首を反対側に向けて持ち上げます。検者は鎖骨を押さえ、もう一方の手で首の横を下内方へ押し、抵抗させます。

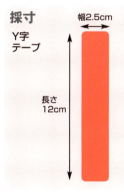

採寸
Y字テープ
幅2.5cm
長さ12cm

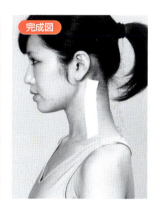

完成図

整形外科テスト
頚椎屈曲圧迫テスト

被検者は座った状態で正面を向きます。検者は被検者の頭頂部に手をあて、前方に頚椎を屈曲させます。次に、頭頂部を下方に押します。

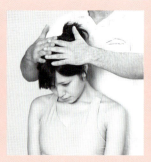

理論的根拠

脊髄や神経根症状が悪化する場合は椎間板ヘルニアの可能性があります。局所痛が軽減する場合は、椎間関節の損傷や病変を示唆します。

キネシオテーピング
D Y字コレクション

採寸
Y字テープ
幅2.5cm
切り込み 10cm
長さ 15cm

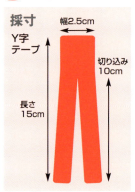

完成図

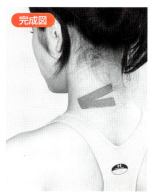

A、D かさねばりの完成図

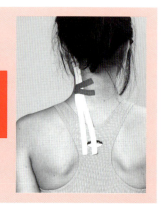

7 血圧による肩こり

血圧の異常とは、高血圧、低血圧をさします。最大が 160、最小が 95mm/Hg 以上の場合が高血圧、最大が 100 以下の場合を低血圧とよぶ場合があります。血圧は年をとるにつれて高くなりますが、そのほとんどは原因がはっきりしません。高血圧は脳や心臓病などとの合併症を引き起こすことから危険視されていますが、特有の症状は少なく、ときに頭痛、めまい、肩こりなどが起こるといわれています。

ただし、人間の体は自然に心臓の負担を軽くし、動くスペースを確保しようと肩を上げたり胸部をひろげたりする姿勢をつくるため、肩がこったりもします。

スクリーニングテスト
血管膨隆テスト

検者が被検者の頭部の脈や、季肋部を手で触れて、弾力や硬さを確認します。

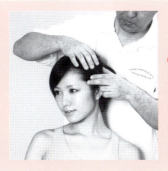

診たてのポイント

血管膨隆が見られる場合、呼吸器や脈管系、交感神経の興奮を表しています。胸郭の硬さ、肋骨の状態にも異常が見られるはずなので、一緒にチェックしましょう。

キネシオテーピング
A 前横隔膜

採寸
X字テープ
幅5cm
長さ30cm

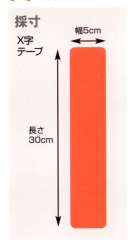

完成図

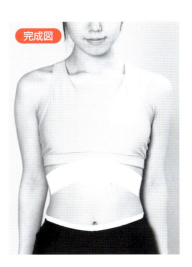

スクリーニングテスト
ライトテスト

被検者は座った状態で正面を向きます。検者は肩を押さえながら相手の手首を持って腕を後ろに引きます。

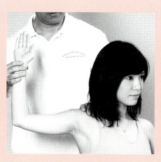

診たてのポイント

肩こりが出るのは身体の後ろ側。テストをしたときに、前側がつっぱったり後ろが縮まなかったりしないかチェックします。

キネシオテーピング
B 小胸筋

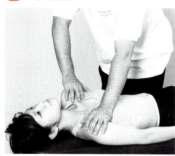

筋肉テスト

被検者はあおむけに寝て、検査する側の肩峰を天井側へ突き出します。検者は肩に手を置き、床側へ力を加えます。

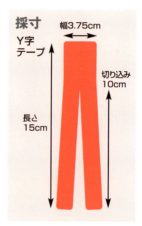

採寸
Y字テープ
幅3.75cm
切り込み 10cm
長さ 15cm

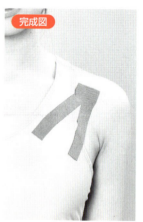

完成図

可動域テスト
肩甲骨の挙上

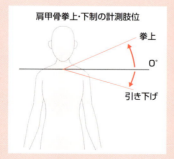

肩甲骨挙上・下制の計測肢位

挙上
0°
引き下げ

- 正常関節可動域
  肩甲骨の挙上：20度
- 計測方法
  背面から測定します。腰かけ座位。
- 関連する筋肉
  上僧帽筋、大菱形筋、上中僧帽筋、肩甲挙筋、小菱形筋

キネシオテーピング

C 胸鎖乳突筋

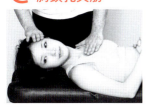

筋肉テスト

被検者はあおむけに寝て、顔を90度左右どちらかに向けます。頭を持ち上げ、検者は側頭骨に手を置き、床方向に力を加えます。

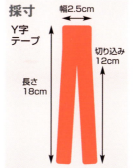

採寸
Y字テープ
幅2.5cm
切り込み 12cm
長さ 18cm

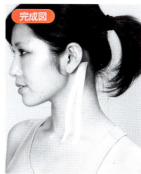

完成図

D 大菱形筋

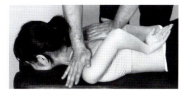

筋肉テスト

被検者はうつぶせに寝ます。一方の腕をベッドの上におき、おいた手の甲にあごをのせます。次に、検査する側の肩関節を内旋、肘関節を屈曲させ、手の甲を腰におきます。検者は肩甲間部を押さえ、肩甲骨外側縁に対して真下に押圧を加えて抵抗させます。

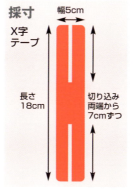

採寸
X字テープ
幅5cm
切り込み 両端から7cmずつ
長さ 18cm

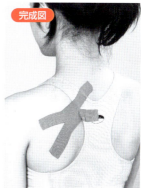

完成図

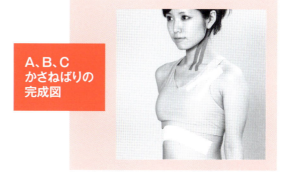

A、B、C かさねばりの完成図

8 五十肩　軽度

　五十肩とは、腕を上げようとしたり、回そうとすると、肩甲骨の後ろや腕のつけ根にズキッと激痛が走る症状で、主に40代から50代でよく起こるため、五十肩、または四十肩とよばれています。

　軽度の肩の痛みは、中高年齢の人にはごくふつうに見られます。症状としては、いつも肩が重い、だるい、肩を使うと痛みが残るといったものがあります。ほぼ慢性状態なので、放っておけば徐々に症状は悪化します。老化現象が原因なので、肩甲骨周辺の動きを滑らかにする必要があります。

　五十肩の人は、筋力の低下がはなはだしく、とくに棘上筋や肩甲下筋など、肩甲骨周辺の筋肉が萎縮しているため、肩甲骨が浮き出てくるような現象が見られます。また、肩甲骨周辺の筋肉と拮抗する胸部の筋肉が張ってくるケースが多く見られます。

スクリーニングテスト
ライトテスト
被検者は座った状態で正面を向きます。検者は肩を押さえながら相手の手首を持って腕を後ろに引きます。

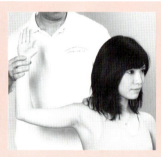

診たてのポイント
胸の筋肉がしっかり伸びているかをチェック。上腕前面の部分、浅筋膜の伸びとその後ろ側の縮みを重視します。肩甲骨が後ろへ引かれるときにスムーズに動いているかどうかに着目してください。

キネシオテーピング
A 棘下筋

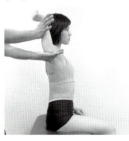

採寸
Y字テープ
幅5cm
切り込み 15cm
長さ 20cm

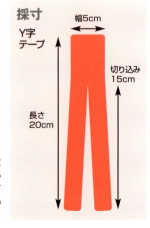

完成図

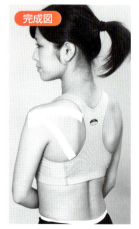

筋肉テスト
被検者は座った状態で、肘関節を90度曲げたまま肩関節を90度外転させ、さらに最大限まで外旋させます。検者は一方の手で腕を支え、もう一方を手首において内旋方向に力を加えます。

可動域テスト
肩　前方挙上

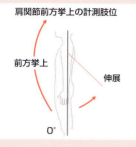

- ●正常関節可動域
  前方挙上：180度
- ●計測方法
  立位で行います。肘を伸ばしたまま腕を前方、さらに上方に上げます。
- ●関連する筋肉
  大胸筋鎖骨部、上腕二頭筋、三角筋、三角筋前部、大胸筋

キネシオテーピング

B 上中僧帽筋

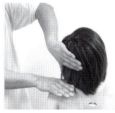
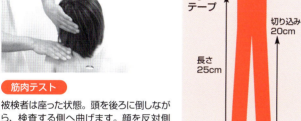

筋肉テスト

被検者は座った状態。頭を後ろに倒しながら、検査する側へ曲げます。顔を反対側へ20度回旋して肩を上げます。検者は肩と頭を引き離すように力を加えてください。

C 三角筋

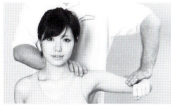
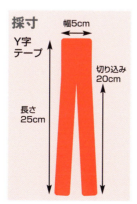
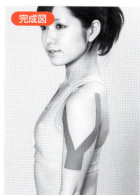

筋肉テスト

被検者は座った状態で、肘関節を90度曲げ、肩関節を90度外転させます。検者は一方の手を肩に置き、肩甲骨を固定します。もう一方の手を上腕の肘に近い場所に置き、床側に力を入れます。

整形外科テスト
ヤーガソンテスト

被検者は座った状態で、肘を90度曲げ、検者は片手で被検者の肘を固定します。もう一方の手で被検者の手首をつかみ、内側に押し、被検者はそれに抵抗しながら前腕を外旋・回外させます。

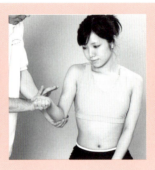

理論的根拠

局所痛や二頭筋長頭腱に圧痛がある場合、上腕二頭筋長頭腱の炎症の徴候です。

A、B、C
かさねばりの
完成図

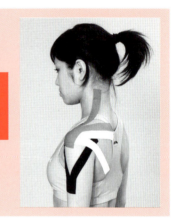

9 五十肩　中度

　中度の五十肩とは、痛みの具合が進行した状態をいいます。腕が上がらないという症状が典型的で、これはある日突然起こることがよくあります。それまでなんとか耐えていた肩甲骨が、関節の潤滑液にあたる滑液包や腱が炎症を起こし、痛みを引き起こし始めた状態です。腕は肩より上に上がらず、前後左右の動きも制限されます。無理に動かすと非常に痛み、日常の生活にも影響がでます。この状態では、もちろん無理な運動はできません。

　急性の五十肩は数日で痛みが治るのが普通です。肩を動かすのは痛みが治まってから始めます。

　スクリーニングや検査も思うようにできないことがありますが、できる範囲でチェックします。例えばライトテストでも90度上がらなければ、どこまで上がったかを計測するだけでもかまいません。

スクリーニングテスト
頚椎伸展テスト
被検者は座った状態で正面を向きます。検者は肩を押さえながら相手の手首を持って腕を後ろに引きます。

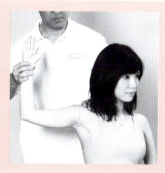

診たてのポイント
まずは腕が90度まで上に上がるかどうかを見ます。上がらない場合、上腕骨と肩甲骨を結ぶ大円筋の緊張があるということになります。腕が上がるかどうか。腕が身体からどの程度まではなれていくか。場合によってはライトテストができなくなっていることもあります。

キネシオテーピング

A 大円筋

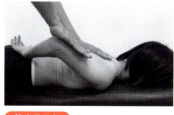

筋肉テスト
被検者はうつぶせになり、肩関節をやや外転させると同時に伸展させます。肘関節を曲げ、手の甲を仙骨の上におき、肘を上方に突き出すように肩関節を伸展させます。検者は肘に手をおいて床側に力を加えます。

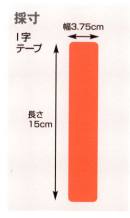

採寸
I字テープ
幅3.75cm
長さ15cm

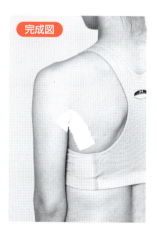

完成図

KINESIO TAPING

スクリーニングテスト
リンダーテスト1
被検者はあおむけで脱力し、検者が上体を起こします。

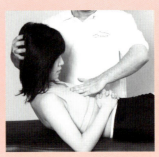

診たてのポイント

五十肩は、肩の問題だけではなく、背筋や肩甲骨の動きが阻害されている可能性があります。その場合、起き上がるときに首の後ろがつっぱることがあります。首の後ろから肩甲骨のあたりのつっぱりの有無を確認してください。

キネシオテーピング
B 内腹斜筋

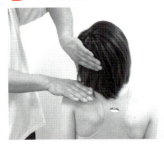

筋肉テスト

被検者は座った状態。頭を後ろに倒しながら、検査する側へ曲げます。顔を反対側へ20度回旋して肩を上げます。検者は肩と頭を引き離すように力を加えてください。

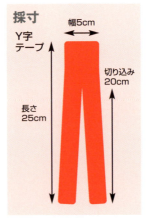

採寸
Y字テープ
幅5cm
切り込み20cm
長さ25cm

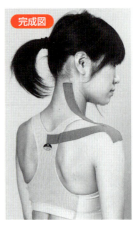

完成図

可動域テスト
肩　伸展してから内転する動作

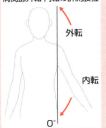

- 正常関節可動域
  伸展：20度、内転：0度
- 計測方法
  伸展：腰かけ座位の状態で、真上から測定します。
  内転：立位で、肩関節屈曲位で行います。
- 関連する筋肉
  伸展：上僧帽筋、中僧帽筋、下僧帽筋、大菱形筋、上中僧帽筋、小菱形筋
  内転：広背筋、大胸筋鎖骨部、大胸筋胸肋部、大胸筋、大円筋、上腕二頭筋、烏口腕筋

キネシオテーピング

C 三角筋

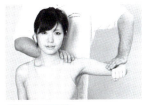

筋肉テスト

被検者は座った状態で、肘関節を90度曲げ、肩関節を90度外転させます。検者は一方の手を肩に置き、肩甲骨を固定します。もう一方の手を上腕の肘に近い場所に置き、床側に力を入れます。

採寸 Y字テープ　幅5cm　切り込み15cm　長さ20cm

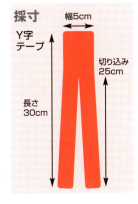

完成図

D 前鋸筋

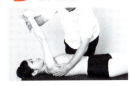

筋肉テスト

被検者はあお向けに寝た状態で、肩関節を100度曲げ、30度外転させます。検者は一方の手で肩甲骨の外縁を押さえます。もう一方の手を手首におき、伸展方向に力を加えます。

※肩関節ではなく、肩甲骨の外転に注意を払いましょう。

採寸 Y字テープ　幅5cm　切り込み25cm　長さ30cm

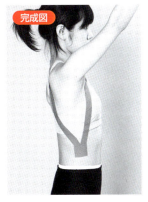

完成図

整形外科テスト
アプレースクラッチテスト

被検者は座った状態で、手を頭の後ろに回し、反対側の肩甲骨の上角に触れるようにします。次に、背中に手を回して反対側の肩甲骨の下縁に触れるようにします。

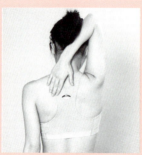

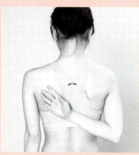

理論的根拠

痛みが増すようであれば、主に棘上筋腱の炎症を示します。
どこまで触れるかを確認し、改善された時の目安とします。

A、C、D かさねばりの完成図

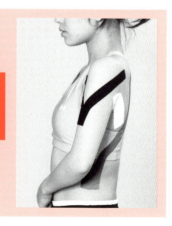

10 五十肩 重度

　五十肩の中でももっとも重い症状を「凍結肩」といいます。これは、少しでも動くと痛い状態で、寝ていても痛く、寝返りをするのも困難なこともあります。血液、リンパ液、関節の潤滑油の役割を果たす滑液が存在する滑液包とその周囲の腱、さらには、肩の周りの関節や筋肉の大半が炎症を起こしていることも考えられます。

　こうなると、もう日常生活をおくることは無理とも言えます。しかし、診たてと正しいテーピングをすれば、時間はかかるかもしれませんが、その痛みを和らげる効果があります。

スクリーニングテスト
ライトテスト

被検者は座った状態で正面を向きます。検者は肩を押さえながら相手の手首を持って腕を後ろに引きます。

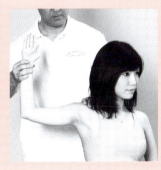

診たてのポイント

まずは腕が90度まで上に上がるかどうかを見ます。上がらない場合、上腕骨と肩甲骨を結ぶ大円筋の緊張があるということになります。腕が上がるかどうか。腕が身体からどの程度まではなれていくか。場合によってはライトテストができなくなっていることもあります。

キネシオテーピング

A 小円筋

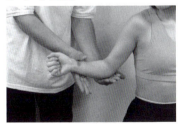

筋肉テスト

被検者は座った状態で、肘関節を90度曲げて肩関節を30度外転させ、さらに肩関節を外旋させます。検者は一方の手で肘関節を固定し、もう一方を手首において内旋方向に力を加えます。

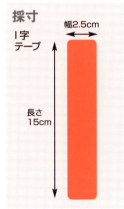

採寸
I字テープ
幅2.5cm
長さ15cm

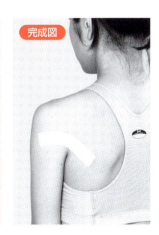

完成図

スクリーニングテスト
頚椎伸展テスト
被検者は座った状態で天井を見るように上を向きます。

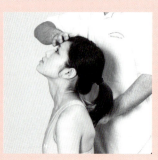

> **診たてのポイント**
> 腕の神経は首の神経の元から出ています。その部分に問題があると、腕の神経に問題が出てきます。

キネシオテーピング
B 後斜角筋

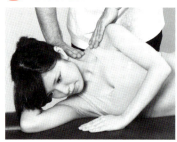

> **筋肉テスト**
> 被検者は横向きに寝て、肘をやや曲げ、腕を内転・内旋させます。検者は第2肋骨を押さえ、首の下の部分を下内方に押して、被検者に抵抗させます。

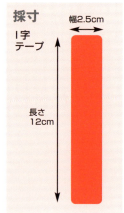

採寸
I字テープ
幅2.5cm
長さ12cm

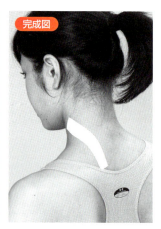

完成図

可動域テスト
肩　外転

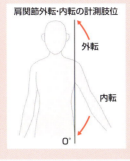

- ●正常関節可動域
  外転：180度
- ●計測方法
  体幹の側屈が起こらないように、90度になったら前腕を回外します。
- ●関連する筋肉
  大胸筋鎖骨部、上腕二頭筋、三角筋、三角筋中部

キネシオテーピング

C 棘上筋

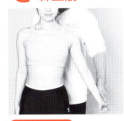

筋肉テスト

被検者は立つか、座った状態で、肘を伸ばしたまま肩関節を25度外転させます。検者は手首に手を置いて、やや伸展方向で内転方向に力を加えます。

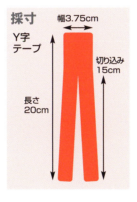

採寸
Y字テープ
幅3.75cm
切り込み15cm
長さ20cm

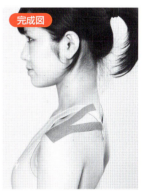

完成図

D 烏口腕筋

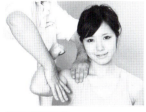

筋肉テスト

被検者は座った状態で、肘関節を最大まで曲げ、肩関節を80度曲げ、やや外旋させます。検者は上腕の内側に手を置き、下外方向に力を加えます。

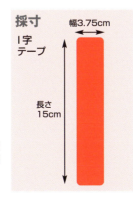

採寸
I字テープ
幅3.75cm
長さ15cm

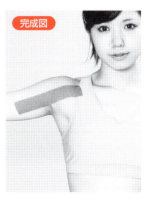

完成図

KINESIO TAPING

整形外科テスト
棘上筋腱炎テスト

被検者は座った状態で、肩関節を外転させます。検者は床方向に力を加え、棘上筋に負荷をかけます。

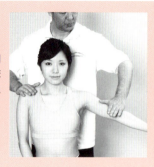

理論的根拠

痛かったり、腕が保持できない場合は棘上筋から腱板までが伸ばされて炎症が起きていることがわかります。

キネシオテーピング
E 肩甲上腕関節

採寸
I字テープ
幅5cm
長さ15cm

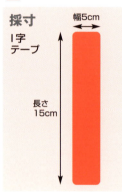

完成図

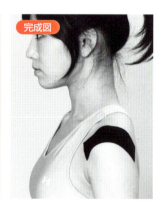

A、C、D、E かさねばりの完成図

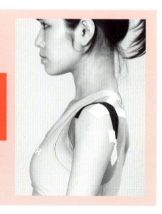

11 野球肘（内側上顆の痛み）

　野球肘と呼ばれる症状にはいくつかの種類がありますが、肘の内側の痛みもそのひとつです。この症状は、その名のごとく野球の投球動作、あるいはテニスのサービスのような運動によって起こるもので、野球のピッチャーにもっとも多い障害です。症状としては、投球動作時に肘に痛みを感じます。また、テニスで相手の打球をラケットで受けたとき、タオルを絞るとき、物を強くにぎるときなどに、瞬間的にしびれをともなう激痛を感じます。ひどくなると肘が完全に伸ばせなくなり内側上顆の炎症から、剥離骨折、靱帯の断裂など、程度の重い障害につながるケースもあるので、注意が必要です。腕の外側（手の甲に続く一部分の筋膜の薄さ）に注目します。

スクリーニングテスト
ライトテスト

被検者は座った状態で正面を向きます。検者は肩を押さえながら相手の手首を持って腕を後ろに引きます。

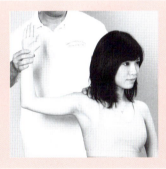

診たてのポイント

手首の硬さと、肘から先の筋膜の硬さを特によく見てください。

キネシオテーピング

A 長掌筋

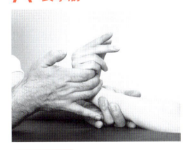

筋肉テスト

被検者は座った状態で、台に前腕をのせて固定します。指をすぼめ、手掌腱膜を緊張させて掌屈します。検者は手掌に手を置き、背屈方向に力を加えます。

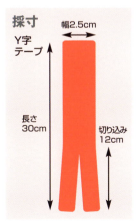

採寸
Y字テープ
幅2.5cm
長さ30cm
切り込み12cm

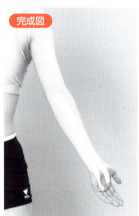

完成図

KINESIO TAPING

可動域テスト
前腕 回内・回外

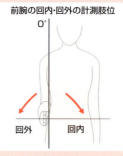

前腕の回内・回外の計測肢位

- ●正常関節可動域
  回内：90度
  回外：90度
- ●計測方法
  前腕は中間位とします。
- ●関連する筋肉
  回内：円回内筋、方形回内筋
  回外：上腕二頭筋、回外筋

キネシオテーピング

B 円回内筋

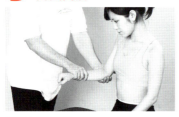

採寸
I字テープ
幅5cm
長さ20cm

完成図

筋肉テスト
被検者は座った状態で、肘関節を90度曲げ、前腕を回内させて親指が下を向くようにします。検者は一方の手で肘を持ち、もう一方で手首を握り、回外方向に力を加えます。

C 上腕二頭筋

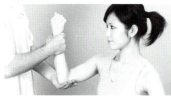

採寸
Y字テープ
幅5cm
切り込み30cm
長さ35cm

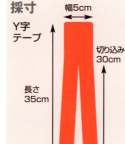

完成図

筋肉テスト
被検者は座った状態で、肩関節を30度、肘関節を90度に曲げ、前腕をやや回外させます。検者は一方の手で肘関節を支え、もう一方の手を手首に置き、肘関節伸展方向に力を加えます。

整形外科テスト
ゴルフ肘テスト

座った状態で肘を伸展させ、前腕を回外させます。検者が抵抗を加えながら、被検者は手関節を掌屈させます。

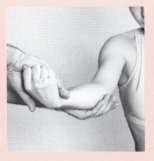

理論的根拠

内側周囲の痛みは、肘関節内側上顆炎を示しています。

A、B、C
かさねばりの
完成図

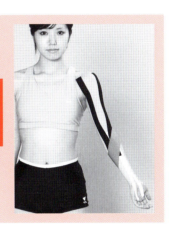

12 野球肘（外側上顆の痛み）

　野球肘とよばれる症状の中のひとつに、肘外側、上腕の痛みがあります。テニスの場合、バックハンドでボールを打ったり、強い打球を受けたりしたときにボールを芯でとらえられないと、その負荷が蓄積されて外側上顆が炎症を起こしやすくなります。

　手で身体を支えようとしたとき、特に重いものを引き上げるように持ったときなどに、しびれをともなう痛みを感じます。また、手首の伸筋群に過度な負担が反復してかかると、この筋肉群の付着部となっている外側上顆に炎症が発生します。

スクリーニングテスト
ライトテスト
被検者は座った状態で正面を向きます。検者は肩を押さえながら相手の手首を持って腕を後ろに引きます。

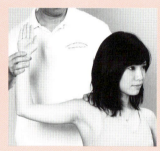

診たてのポイント
手の甲側の肘から指先への硬さや縮みにくさに着目してください。

キネシオテーピング
A 腕橈骨筋

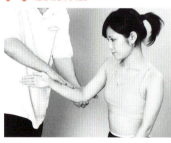

筋肉テスト
被検者は座った状態で、肩関節を30度屈曲、肘関節を90度屈曲し、親指が上を向くように前腕を回内します。検者は一方の手で肘を支え、もう一方の手で手首に伸展方向に力を加えます。

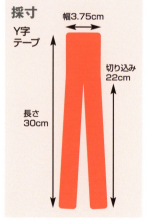

採寸
Y字テープ
幅3.75cm
切り込み22cm
長さ30cm

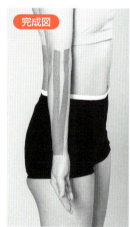

完成図

可動域テスト
手首　背屈・掌屈

手関節の掌屈・背屈の計測肢位

伸展
0°
屈曲

- 正常関節可動域
  掌屈：90度
  背屈：70度
- 計測方法
  前腕は中間位とします。
- 関連する筋肉
  掌屈：長掌筋、母指対立筋、橈側手根屈筋、尺側手根屈筋、浅指屈筋、深指屈筋、長母指屈筋
  背屈：尺側手根伸筋、指伸筋、小指伸筋、長橈側手根伸筋、短橈側手根伸筋、短母指伸筋、長母指伸筋、示指伸筋

キネシオテーピング

B 上腕三頭筋

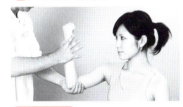
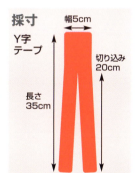

採寸　Y字テープ　幅5cm　切り込み20cm　長さ35cm

完成図

筋肉テスト
被検者は座った状態で、肩関節を30度、肘関節を90度曲げます。検者は一方の手で肘を支え、もう一方で手首に置き、屈曲方向に力を加えます。

C 回外筋

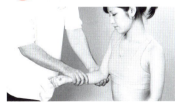
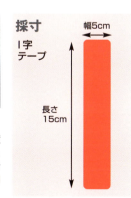
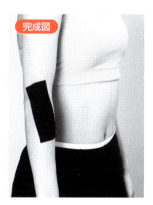

採寸　I字テープ　幅5cm　長さ15cm

完成図

筋肉テスト
被検者は座った状態で、肘関節を90度曲げ、手のひらを上方にむけ静止させ、わきをしめます。検者は一方の手で肘を支え、もう一方の手で手首を持ち、回内方向に力を加えます。

整形外科テスト
コーゼンテスト

被検者は座った状態で、検者は片手で肘を固定します。被検者はこぶしをつくり、手首を背屈。検者がそれを屈曲させる方向へ力を加えます。

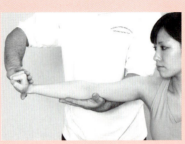

理論的根拠

外側周囲の痛みは、肘関節外側上顆炎を示します。

A、B、C
かさねばりの
完成図

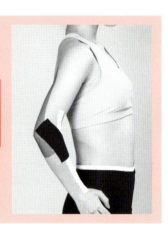

13 野球肘（肘周囲の痛み）

ピッチャーがボールを離すときに肘が伸びきることで、肘頭への負担がかかります。それによって引き起こされる肘周囲の痛みも、「野球肘」とよばれる症状のひとつです。

スクリーニングテスト
ライトテスト

被検者は座った状態で正面を向きます。検者は肩を押さえながら相手の手首を持って腕を後ろに引きます。

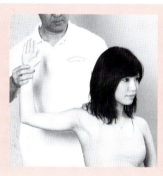

診たてのポイント

手首の硬さに注目してください。特に肩関節を後ろへねじる方向の動きが不自由になっている場合があります。

キネシオテーピング

A 方形回内筋

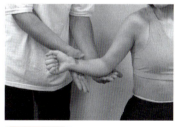

筋肉テスト

被検者は座った状態で、肘関節を90度曲げて前腕を回内させ、親指が上に向くようにします。検者は一方の手で肘を支え、もう一方の手で手首を握り、回外方向に力を加えます。

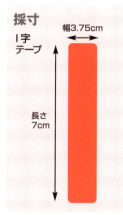

採寸
I字テープ
幅3.75cm
長さ7cm

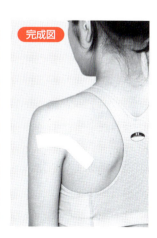

完成図

KINESIO TAPING

可動域テスト
肘
屈曲・伸展

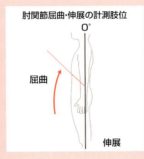
肘関節屈曲・伸展の計測肢位

- ●正常関節可動域
  屈曲：145度
  伸展：5度
- ●計測方法
  前腕は回外位とします。
- ●関連する筋肉
  屈曲：上腕二頭筋、腕橈骨筋
  伸展：上腕三頭筋

キネシオテーピング

B 棘上筋

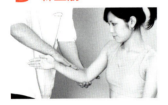

筋肉テスト
被検者は座った状態で、肩関節を30度屈曲、肘関節は90度屈曲し、親指が上を向くように前腕を回内します。検者は一方の手で肘を支え、もう一方の手を手首に置き、伸展方向に力を加えます。

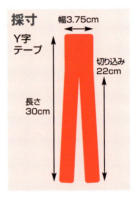
採寸
Y字テープ
幅3.75cm
切り込み 22cm
長さ 30cm

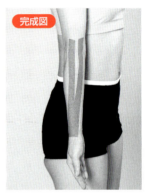
完成図

C 烏口腕筋

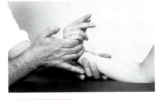

筋肉テスト
被検者は座った状態で、肘関節を90度曲げ、手首を小指側から掌屈させます。検者は一方の手で前腕を支え、もう一方の手を小指球に置き、背屈方向に力を加えます。

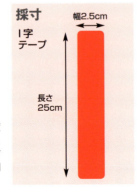
採寸
I字テープ
幅2.5cm
長さ 25cm

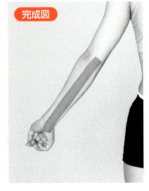
完成図

整形外科テスト
内反ストレステスト

被検者は座った状態で、検者は片手で肘の内側を固定し、もう一方の手で被検者の前腕の外側を押し、内反させます。

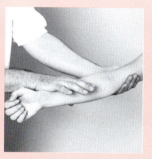

理論的根拠

前腕が引いた方向にぐらぐらと動揺し、肘の内側に痛みが出たら内側側副靱帯の損傷で、内側浅筋膜が伸ばされています。

キネシオテーピング

D 靱帯テープ（肘関節靱帯）

採寸
I字テープ
幅5cm
長さ10cm

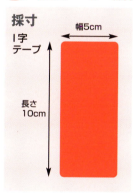

完成図

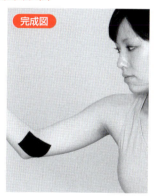

A、B、C、D かさねばりの完成図

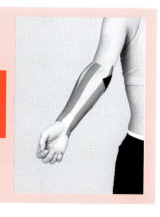

14 握力低下

握力の低下の原因のひとつとして、手根管症候群があります。主に手首から手掌にかけて症状が起こるもので、指を酷使するコンピュータのオペレーターなどによくみられる症状です。長時間指を使うことで腱や靭帯に炎症が起こり、それを放置しておくと炎症はたちまち手根管内の他の組織に波及します。それによって手に血液がいかなくなり、手が冷たくなったり、手全体がしびれる、筋が萎縮する、神経麻痺を起こすなど、連鎖的にさまざまな症状があらわれます。

体表上の特徴は、尺骨茎状突起が飛び出して、手根部が腫れてくることです。

また、神経的に頚椎椎間孔という神経出口に問題があったり、椎間板ヘルニアがあっても問題は起こります。胸郭出口症候群としてのチェックも必要です。

スクリーニングテスト
頚椎伸展テスト
被検者は座った状態で天井を見るように上を向きます。

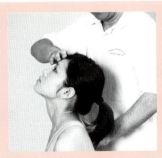

診たてのポイント
伸展したときに、脱力したり痛みが出る場合、神経的な握力低下が考えられます。

キネシオテーピング
A 後斜角筋

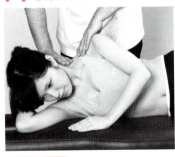

筋肉テスト
被検者は横向きに寝て、肘をやや曲げ、腕を内転・内旋させます。検者は第2肋骨を押さえ、首の下の部分を下内方に押して、被検者に抵抗させます。

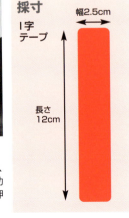

採寸
I字テープ
幅2.5cm
長さ12cm

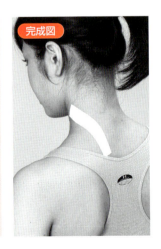

完成図

スクリーニングテスト
ライトテスト

被検者は座った状態で正面を向きます。検者は肩を押さえながら相手の手首を持って腕を後ろに引きます。

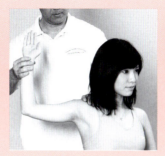

> **診たてのポイント**
>
> 胸の周りの筋膜の緊張と、肩甲骨がスムーズに動くかどうかに着目してください。また、肩甲骨の裏の圧力や、表面の皮膚、胸部のツッパリなども観察して下さい。できれば脈をみながら行うといいでしょう。

キネシオテーピング

B 尺側手根屈筋

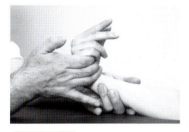

> **筋肉テスト**
>
> 被検者は座った状態で、肘関節を90度曲げ、手首を小指側から掌屈させます。検者は一方の手で前腕を支え、もう一方の手を小指球に置き、背屈方向に力を加えます。

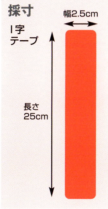

採寸
I字テープ
幅2.5cm
長さ25cm

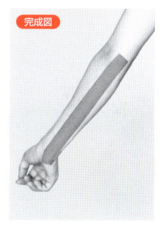

完成図

可動域テスト
手 伸展

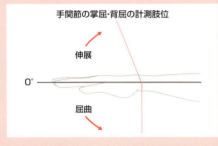

- ●正常関節可動域
  伸展：70度
- ●計測方法
  前腕は中間位とします。
- ●関連する筋肉
  伸展：尺側手根伸筋、指伸筋、小指伸筋、
  　　　長橈側手根伸筋、短橈側手根伸筋、
  　　　短母指伸筋、長母指伸筋、示指伸筋

MP関節 屈曲・伸展

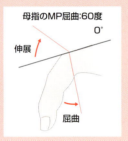
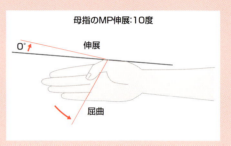

キネシオテーピング
C 橈側手根伸筋

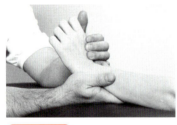

筋肉テスト

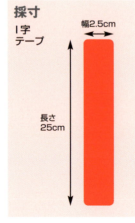

採寸
I字テープ
幅2.5cm
長さ25cm

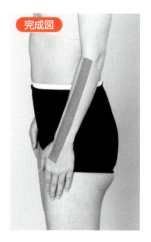

完成図

被検者は台の上に前腕をおき、手の甲を上にして親指側から背屈させます。手関節が背屈するにつれて、指を曲げます。検者は一方の手で前腕を支え、もう一方の手を2・3中手骨背面におき、掌屈方向に力を入れます。

D 小胸筋

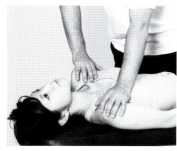

筋肉テスト

被検者はあおむけに寝た状態で、検査する側の肩峰を天井に向かって突き出します。検者は肩に手を置いて床側に力を加えます。

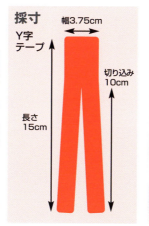

採寸
Y字テープ
幅3.75cm
切り込み10cm
長さ15cm

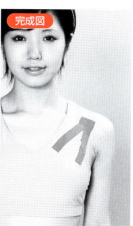

完成図

A、B、C、D
かさねばりの
完成図

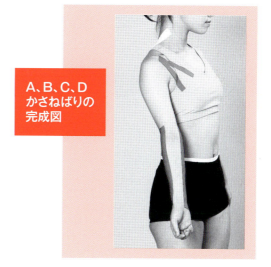

15 腱鞘炎

腱鞘炎とは、腱をつつむ腱鞘が炎症を起こしたもので、手先を動かすときに手首や指にしびれや痛みが出ます。主に指のオーバーユースが原因であると一般的にはいわれており、ピアニスト、縫い物や料理の得意な主婦など、指先をよく使う人が痛みを訴えます。とくに親指を伸展させる際の主動筋である長母指伸筋の腱鞘がオーバーユースで疲労し、炎症を起こす場合が多くみられます。親指の腱鞘に炎症がある場合は、親指を曲げると痛みが強くなり、時によっては指が動かしにくくなります。

体表にあらわれる特徴は、腱鞘部が腫れて、熱をもっていることです。末端の関節は、そこよりも一つ手前の関節の安定によりスムースに使うことができます。

また、腕から肩までの疲労が伴っている場合も多くみられます。

スクリーニングテスト
ライトテスト
被検者は座った状態で正面を向きます。検者は肩を押さえながら相手の手首を持って腕を後ろに引きます。

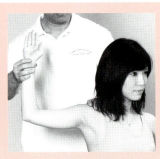

診たてのポイント
肩から上腕の力こぶのあるあたりや、肩甲骨のつけ根付近の動きが、スムーズかどうか、不自然な動きをしていないかどうかに着目してください。

キネシオテーピング

A 母指対立筋

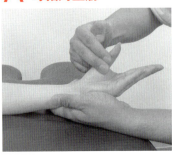

筋肉テスト
被検者は掌を上に向け、検者は手首を持ち固定します。被検者は親指を屈曲、外転、内旋させます。検者は中手骨に対して伸展・内転、および外旋方向に力を加えます。

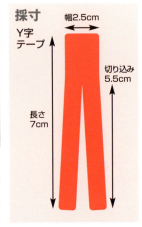

採寸
Y字テープ
幅2.5cm
切り込み 5.5cm
長さ 7cm

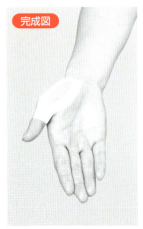

完成図

スクリーニングテスト
リンダーテスト1

被検者はあおむけで脱力し、検者が上体を起こします。

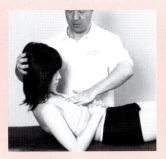

診たてのポイント

肩甲骨の動きや、その周辺の伸びや縮みを見てください。

キネシオテーピング
B 肩甲挙筋

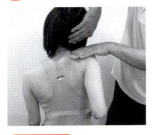

筋肉テスト

被検者は座位。肘90度屈曲、肩関節をやや伸展して内転する。肩を挙上。頚部同側に軽度屈曲、検者は一方の手で肩関節を支え、もう一方の手を後頭部に置き、両手を引き離すように力を加える。

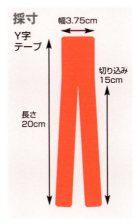

採寸
Y字テープ
幅3.75cm
切り込み15cm
長さ20cm

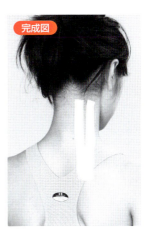

完成図

KINESIO TAPING

可動域テスト 母指 外転・伸展

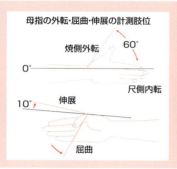

- 正常関節可動域
  外転：60度
  伸展：10度
- 計測方法
  運動は手掌面とします。
- 関連する筋肉
  外転：長母指外転筋、短母指伸筋、長母指伸筋
  伸展：長母指外転筋、短母指伸筋、長母指伸筋

キネシオテーピング

C 長母指伸筋

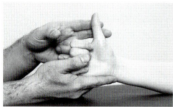

筋肉テスト
被検者は台の上に前腕をおき、親指を上に向け、親指を背屈させます。検者は手首を固定し、母指末節を手背から母指屈曲方向に押します。

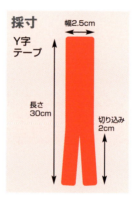

採寸 Y字テープ
幅2.5cm
長さ30cm
切り込み2cm

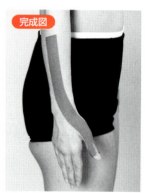

完成図

D 長母指外転筋

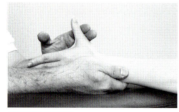

筋肉テスト
被検者は台の上に前腕をおき、親指を上に向け、第1中手骨を外転し、やや伸展させます。検者は手首を下から支え固定し、内転屈曲方向に力を加えます。

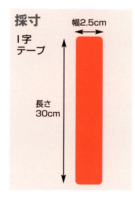

採寸 I字テープ
幅2.5cm
長さ30cm

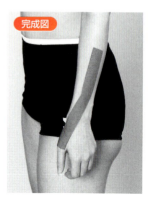

完成図

整形外科テスト
フィンケルシュタインテスト

被検者は、親指を中に入れてこぶしをつくり、手関節を尺側に曲げます。親指の甲につっぱりや痛みがあれば腱鞘炎とします。

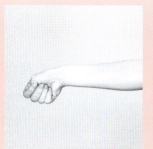

理論的根拠

橈骨茎状突起部末端の痛みは、長母指外転筋と短母指内転筋の狭窄性腱鞘炎(ドケルバン病)を示します。

A、B、C かさねばりの完成図

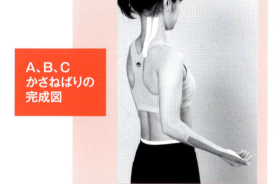

16 突き指

バレーボールやバスケットボールなどのスポーツをやっている時に、指先にボールが当たった瞬間に指が反り返り、指関節の側副靭帯などが伸びてしまった状態が突き指です。徐々に痛みが増し、関節部分が腫れてきます。同様のことが日常生活の中でも起こることがあります。

突き指をして放っておくと、指が変形してしまうこともあります。突き指の方向により、靭帯ばかりでなく指の皮膚もひきのばされて、戻らなくなっていることがあります。

スクリーニングテスト
ライトテスト

被検者は座った状態で正面を向きます。検者は肩を押さえながら相手の手首を持って腕を後ろに引きます。

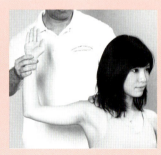

診たてのポイント

関節がスムーズに動かないと指先の力の加減が変わってしまいます。肩先から指先までの全体の筋膜の縮み具合、伸び具合に着目しましょう。

キネシオテーピング

A 示指伸筋

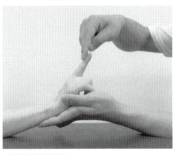

筋肉テスト

被検者は台の上に前腕をおき、全部の指を伸展させます。検者は一方の手で手首を固定し、もう一方を第2指の末関節において、屈曲方向に力を入れます。

採寸
I字テープ
幅2.5cm
長さ20cm

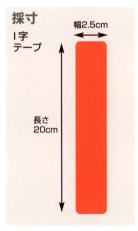

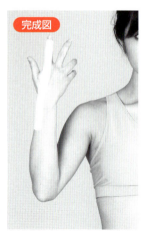

完成図

スクリーニングテスト
リンダーテスト1

被検者はあおむけで脱力し、検者が上体を起こします。

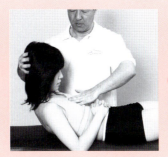

診たてのポイント

腕や肩の使い方が不自然だったりすると、肩こりなども併発します。肩上部の筋膜の伸びを見てください。

キネシオテーピング

B 上僧帽筋

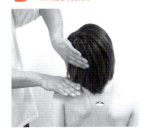

筋肉テスト

被検者は座った状態。頭を後ろに倒しながら、検査する側へ曲げます。顔を反対側へ20度回旋して肩を上げます。検者は肩と頭を引き離すように力を加えてください。

採寸
I字テープ
幅5cm
長さ25cm

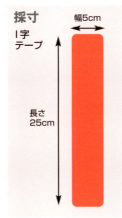

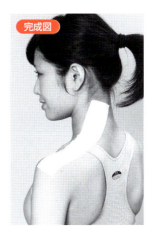

完成図

KINESIO TAPING

可動域テスト
PIP 屈曲・伸展　DIP 屈曲・伸展

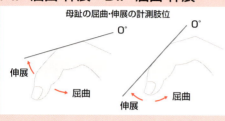

- ●正常関節可動域
  手指 PIP 屈曲：100度、伸展：0度
  手指 DIP 屈曲：80度、伸展：0度
- ●計測方法
  原則として、手指の背側に角度計をあてます。
- ●関連する筋肉
  浅指屈筋、深指屈筋、指伸筋、小指伸筋、示指伸筋

キネシオテーピング

C 浅指屈筋

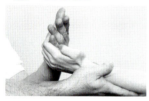

筋肉テスト
被検者は台の上に前腕をおき、2～5番目の指を第2関節で屈曲させます。検者は一方の手で手の甲を支え、もう一方の手を第2関節に引っ掛けるようにして伸展方向に力を加えます。

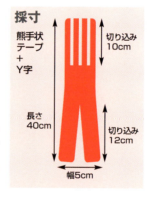

採寸
熊手状テープ + Y字
切り込み 10cm
長さ 40cm
切り込み 12cm
幅5cm

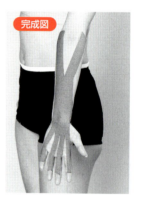

完成図

D 深指屈筋

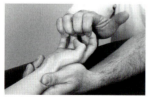

筋肉テスト
被検者は台の上に前腕をおき、2～5番目の指を第2関節で屈曲させます。検者は一方の手で手の甲を支え、もう一方の手を第1関節に引っ掛けるようにして伸展方向に力を加えます。

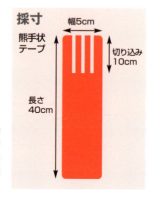

採寸
熊手状テープ
幅5cm
切り込み 10cm
長さ 40cm

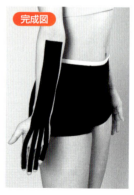

完成図

整形外科テスト
靭帯ストレステスト

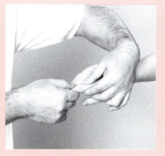

理論的根拠

近位指節間関節が中間位で、遠位指節間関節が屈曲しない場合には、側副靭帯または関節包が緊張している状態。近位指節間関節が屈曲位で容易に遠位指節間関節が屈曲する時には、側副靭帯が緊張している状態ですが、関節包は正常です。

キネシオテーピング

E 靭帯テープ（手指のPIP関節）

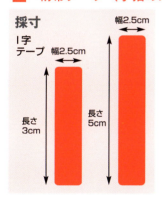

採寸
I字テープ　幅2.5cm　長さ3cm
幅2.5cm　長さ5cm

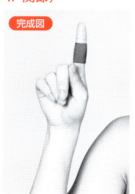

完成図

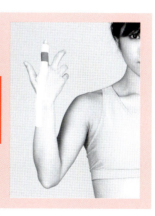

A、E かさねばりの完成図

17 腰痛症（骨盤の異常）

骨盤の異常によって起こる腰痛は、女性に多くみられる症状です。男性より広がっている骨盤を、下着や洋服で常にしめつけているため、骨盤の関節や股関節に異常が起こり、腰痛が引き起こされます。ガードルなどの補正下着やぴったりしたジーンズを身に着けている若い女性に特に起こりやすい腰痛です。デスクワークの多い人は、さらに腰に負担がかかり、痛みも増します。また、便秘や皮下脂肪により骨盤に重さや圧力が加わり問題が起こる場合があります。

スクリーニングテスト
パトリックテスト

被験者はあおむけの状態で片方の脚を曲げ、反対側の膝に乗せます。検者は片手で検査しない方の腸骨を押さえ、浮かないようにしながら、反対側の手で検査するほうの膝を軽く押していきます。

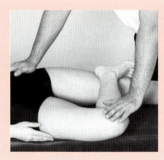

診たてのポイント

多くはお尻側に痛みや硬さが出るので、それをチェックしてください。股関節後面の筋膜や皮膚のたるみに注目します。曲げた側の膝の外側がベットにつけたときに、違和感がなければ問題ありません。

キネシオテーピング

A 大腿筋膜張筋

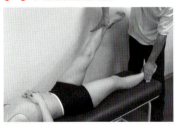

筋肉テスト

被検者はあおむけで、股関節を30度屈曲、15度外転、さらに軽く内旋させます。膝関節は伸展。検者は一方の手で痛みのない側の足首を押さえ、下肢を固定。もう一方の手で被検者の足首を股関節内転伸展方向に力を加えます。

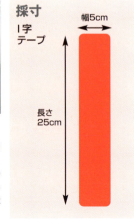

採寸
I字テープ
幅5cm
長さ25cm

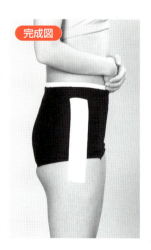

完成図

スクリーニングテスト
リンダーテスト2

被検者はあおむけで脱力し、検者が上体を完全に起こし、前屈させます。

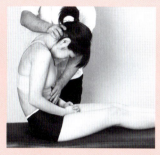

診たてのポイント

痛みがあるうちは、このテストによって痛みを強く感じる場合があるので、注意が必要です。腹筋の縮み方に着目してください。

キネシオテーピング
B 大腰筋

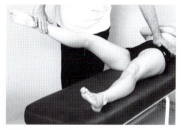

筋肉テスト

被検者はあおむけで、股関節を45度屈曲。大腿を外旋しつつ、少し外転させます。検者は一方の手で検査する反対側の腸骨稜を固定し、もう一方の手で内果を押さえ、伸展方向に力を加えます。

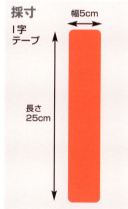

採寸
I字テープ
幅5cm
長さ25cm

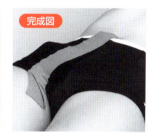

完成図

KINESIO TAPING

可動域テスト
腰椎 屈曲・伸展

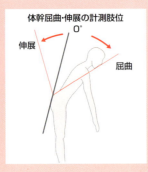

- 正常関節可動域
  屈曲：45度
  伸展：30度
- 計測方法
  体幹側面より行います。立位、腰かけ座位、または側臥位で行います。股関節の運動が入らないように注意しましょう。
  ※最大屈曲は指先と床との間の距離(cm)で表示します。
- 関連する筋肉
  屈曲：外腹斜筋、内腹斜筋、腹直筋
  伸展：仙棘筋、腰腸肋筋、胸腸肋筋、胸最長筋

キネシオテーピング

C 梨状筋

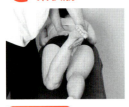

筋肉テスト

被検者はうつぶせになり、膝を90度に曲げます。検者は一方の手を腰におき、固定します。もう一方の手を検査する側の足首の内側におき、股関節が内旋するように力を加えます。

採寸
Y字テープ
幅5cm
切り込み15cm
長さ20cm

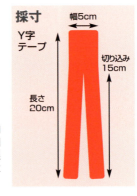

完成図

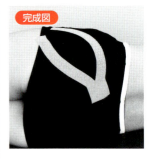

D 仙骨横一文字

採寸
I字テープ
幅5cm
長さ20cm

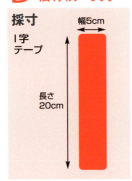

完成図

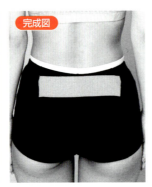

E 仙椎

採寸
Y字テープ
幅5cm
切り込み 10cm
長さ 15cm

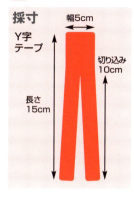

完成図

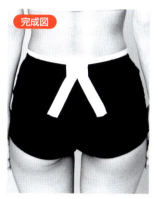

A、B、C、D かさねばりの完成図

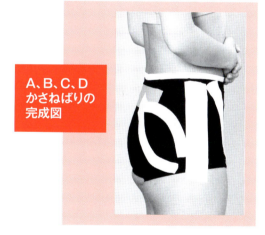

KINESIO TAPING

18 腰痛症（足の疲労）

腰痛の原因のひとつに、筋肉の疲労、とくに足の疲労からくるものがあります。典型的なケースが、たまに運動した翌日に「足腰」が痛くなる、というものです。日頃の運動不足で足の筋肉が弱っているところに、急に過激な負荷をかけたために筋肉痛が生じるのです。とくに足の筋肉は腰と密接につながっており、下半身の衝撃をうけとめる腰に、脚部の疲労によってさらに重みが加わることが痛みの原因です。

運動不足の人だけでなく、日頃足腰をよく使っている人、たとえば立ったままの仕事とか、外回りでよく歩く人などは逆に、使いすぎからくる疲労が原因で腰に負担がかかり、腰痛となることもあります。また、その疲労物質は下肢の筋肉の間にたまるようになり、筋肉に力が入らないようになってきます。つまずきやすくなったら要注意です。

スクリーニングテスト
SLRテスト
被験者はあおむけの状態で、検者は足首をもち、膝を伸ばしたままで脚を上げます。

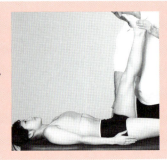

診たてのポイント
ふくらはぎの硬さを特にチェック。アキレス腱から膝の下までの筋膜の伸び、つま先から膝までの筋膜の縮みを見ます。

キネシオテーピング

A 大腿四頭筋

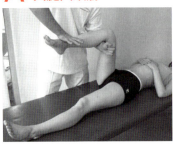

筋肉テスト
被検者はあおむけで、膝関節と股関節を90度屈曲させます。検者は一方の手を膝の裏にあて、もう一方の手を足関節前面において床側へ力を加えます。

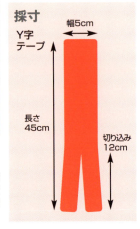

採寸
Y字テープ
幅5cm
長さ45cm
切り込み12cm

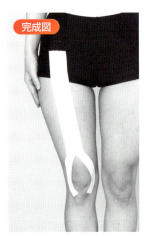

完成図

スクリーニングテスト
リンダーテスト2

被検者はあおむけで脱力し、検者が上体を完全に起こし、前屈させます。

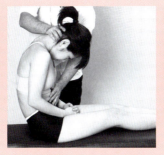

診たてのポイント

完全に起き上がらせてから、腿のつけ根のまわりの筋肉の筋膜がうまく縮むかどうかを観察してください。

キネシオテーピング

B 大腰筋

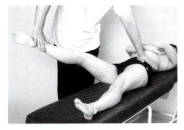

筋肉テスト

被検者はあおむけで、股関節を30度屈曲しつつ、外転、外旋させます。検者は一方の手で検査する反対側の腸骨稜を固定し、もう一方の手で外転伸展方向に力を加えます。

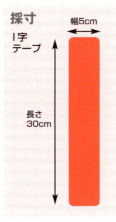

採寸
I字テープ
幅5cm
長さ30cm

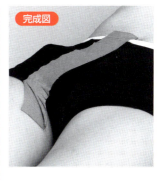

完成図

KINESIO TAPING

可動域テスト 股関節 屈曲・伸展

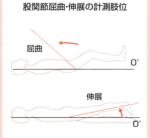
股関節屈曲・伸展の計測肢位

- 正常関節可動域
  屈曲：125度、伸展：15度
- 計測方法
  骨盤と脊柱を充分に固定します。
  屈曲はあおむけ、膝屈曲位で行います。
  伸展はうつぶせ、膝伸展位で行います。
- 関連する筋肉
  屈曲：大腰筋、縫工筋、大腿筋膜張筋、
  　　　内転筋群、大腿直筋、長内転筋、
  　　　腸骨筋、恥骨筋、短内転筋
  伸展：大殿筋、大腿二頭筋、半腱様筋、
  　　　半膜様筋、内転筋群、大内転筋

キネシオテーピング

C 腓腹筋

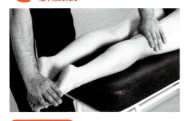

筋肉テスト
被検者はうつぶせになり、台から足関節の先を出して底屈します。検者は一方の手を膝の裏に、もう一方の手を足底におき、足関節背屈方向に力を加えます。

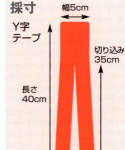

採寸 Y字テープ
幅5cm
切り込み 35cm
長さ 40cm

完成図

D 仙棘筋

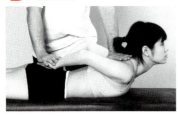

筋肉テスト
被検者はうつぶせで体幹を持ち上げ後屈します。検者は一方の手を仙骨におき、もう一方の手を肩甲骨の間において床側に力を加えます。

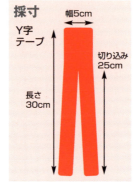

採寸 Y字テープ
幅5cm
切り込み 25cm
長さ 30cm

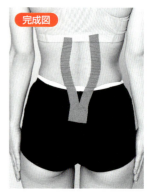

完成図

整形外科テスト
SLRテスト

被検者はあおむけになり、検者は被検者の脚を痛みが出るところ、または90度まで持ち上げます。

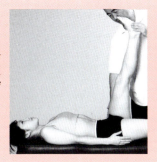

理論的根拠

股関節屈曲70度以上で痛みが起きれば、腰椎椎間板関節の痛みが考えられます。35〜70度で放散痛が始まれば、椎間板病変による坐骨神経根の刺激を疑います。0〜35度で痛みが始まれば硬膜外の病変を疑います。また、大腿後面に鈍い痛みがあれば、ハムストリングスの過緊張が考えられます。

キネシオテーピング
E ハムストリングス

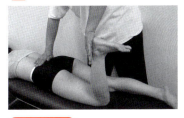

筋肉テスト

被検者は腹臥位。膝を90度曲げます。検者は一方の手を腰部に置き、もう一方の手をかかとに置き、膝関節伸展方向に力を加えます。※股関節の屈曲など代償作用に注意してください。

採寸
Y字テープ
幅5cm
長さ40cm
切り込み18cm

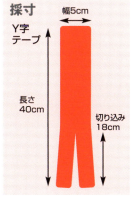

完成図

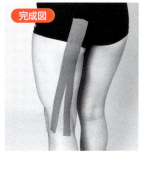

A、B、C、D、E かさねばりの完成図

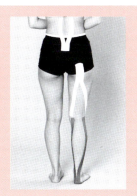
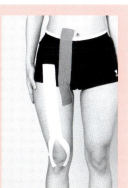

19 腰椎ヘルニア

脊椎の骨と骨の間の軟骨組織の中身が飛び出し、脊髄神経を圧迫して起こる症状を椎間板ヘルニアと呼びます。腰椎で起こる場合、腰椎ヘルニアといいます。

排便で力んだときや、くしゃみやせきをしたときに、臀部や下肢にかけて神経を刺すような、しびれをともなう痛みが走ります。また、脱力感や足の筋力が弱くなったり、急性の場合、側弯症を誘発することもあります。しかし全体の95％はスード・ヘルニア（偽ヘルニア）とよばれる類似症状で、真性ヘルニアとの識別が診たての重要なポイントとなります。

真正の場合の際立った体表の特徴は、背骨のまわりが萎縮し、くぼんでいることです。また、マイナー徴候、ケンプステストなどの検査や神経学検査ですべてが陽性になります。類似症状の場合、多裂筋の萎縮は見られず、むしろ腫れている場合が多くみられます。

スクリーニングテスト

リンダーテスト2

被検者はあおむけで脱力し、検者が上体を完全に起こし、前屈させます。

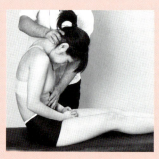

診たてのポイント

ヘルニアがあると、このテストでは起き上がれなかったり、起き上がろうとすると痛みが強く出たりします。注意して行ってください。

腹圧テスト

被検者はあおむけの状態で、検者は腹部を手で触れます。

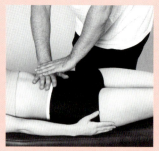

診たてのポイント

腹圧が高いと椎間板にお腹側から圧力がかかります。特に下腹部からへその周りの圧力をチェックしましょう。

キネシオテーピング
A 外腹斜筋

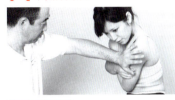

採寸
I字テープ
幅5cm
長さ30cm

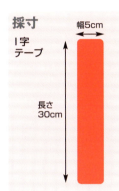

完成図

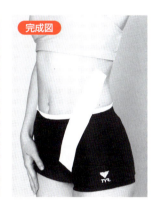

筋肉テスト
被検者は座った状態、腕は交差させて手は両肩に。検査する側の反対方向に胴体をねじり、肩を反対側の膝に近づけるようにします。検者は一方の手で太ももを押さえ、もう一方の手で肩を後ろへ押すように力を加えます。（写真は左外腹斜筋のテスト）

可動域テスト
腰椎　伸展

体幹屈曲・伸展の計測肢位
0°
伸展
屈曲

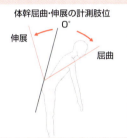

- 正常関節可動域
  伸展：30度
- 計測方法
  体幹側面より行います。立位、腰かけ座位、または側臥位で行います。股関節の運動が入らないように注意しましょう。
- 関連する筋肉
  仙棘筋、腰腸肋筋、胸腸肋筋、胸最長筋

キネシオテーピング
B 大腰筋

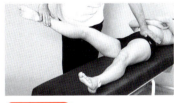

採寸
I字テープ
幅5cm
長さ30cm

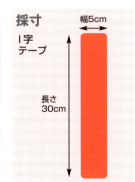

完成図

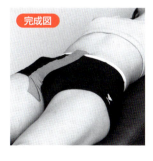

筋肉テスト
被検者はあおむけで、股関節を30度屈曲しつつ、外転、外旋させます。検者は一方の手で検査する反対側の腸骨稜を固定し、もう一方の手で外転伸展方向に力を加えます。

KINESIO TAPING

キネシオテーピング
C 腰・スターテープ

採寸
I字テープ 3枚
幅5cm
長さ15cm

完成図

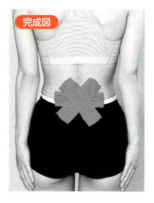

整形外科テスト

SLRテスト

被検者はあおむけになり、検者は被検者の脚を痛みが出るところ、または90度まで持ち上げます。症状がひどい場合は15度～20度くらいしか上がりません。

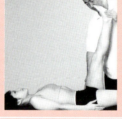

理論的根拠

股関節屈曲70度以上で痛みが起きれば、腰椎椎間板関節の痛みが考えられます。35～70度で放散痛が始まれば、椎間板病変による坐骨神経根の刺激を疑います。0～35度で痛みが始まれば硬膜外の病変を疑います。また、大腿後面に鈍い痛みがあれば、ハムストリングスの過緊張が考えられます。

マイナー徴候

被検者は座った状態から立ち上がります。椎間板に障害があると、立ち上がるときに痛みがあります。

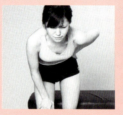

理論的根拠

腰痛がある人は、痛い側を曲げたままの状態で、痛みのない側のみで立ち上がろうとし、痛みのある側を無意識に手で押さえることもあります。起立時の痛み（伸展痛）は神経根性の坐骨神経痛を疑ってください。

ケンプステスト

被検者は座った状態、または立った状態。検者は片手で上後腸骨棘を固定します。もうひとつの手で被検者の前に手を回して検者の肩を持ち、胸腰椎部を斜め後ろへ屈曲させます。この時に痛みがあれば背骨の近辺に問題があります。

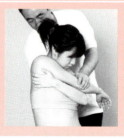

理論的根拠

腰椎の局所痛は、椎間板の損傷が考えられます。神経根性の痛み、放散痛がある場合は、椎間板ヘルニアを疑います。曲げた側の痛みは、椎間板外側部の損傷、伸ばした側の痛みの場合は椎間板内側部の損傷を示しています。

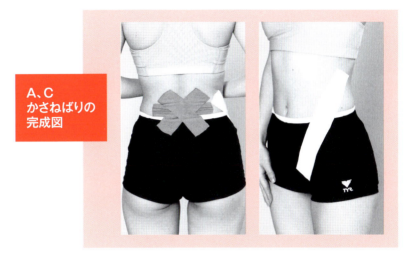

A、C かさねばりの完成図

20 分離すべり症

脊椎の後ろ側に弓状に出ている椎弓の上関節突起と下関節突起との間が分離を起こし、腰痛を引き起こすことがあり、これを脊椎分離症と呼びます。この脊椎分離症が原因となって、脊椎すべり症を引き起こすこともあります。すべり症は腰椎の骨の1個、またはいくつかが主に前方にずれる状態で、主な症状は腰痛ですが、大腿部の外側や下腿部にも痛みが広がることもあります。ひどい時は下肢の脱力があり、一度しゃがまないと歩けないような脊柱間狭搾症の症状が出る場合もあります。すべり症の患者の多くは、腰椎の椎体が前方にずれているため、前傾したときに腰椎に階段状の変形が見られ、後正中線がまるで溝ができたように異常に中に入り込んでいます。また、運動のしすぎで腹筋と背筋のバランスが崩れ、腹直筋が伸びているケースもよくみられます。

スクリーニングテスト

腹圧テスト

被検者はあおむけの状態で、検者は腹部を手で触れます。

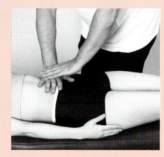

診たてのポイント

腹圧が低くべこべこになっているケースと、腹圧が高くぱんぱんになって腹筋が縮みにくくなっているケースがあります。

リンダーテスト2

被検者はあおむけで脱力し、検者が上体を完全に起こし、前屈させます。

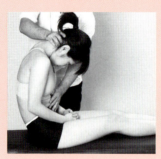

診たてのポイント

腰痛と同じで、身体を起こすときの下腹部と筋膜の縮みを観察します。

キネシオテーピング
A 大腰筋

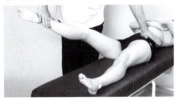

筋肉テスト

被検者はあおむけで、股関節を30度屈曲しつつ、外転、外旋させます。検者は一方の手で検査する反対側の腸骨稜を固定し、もう一方の手で外転伸展方向に力を加えます。

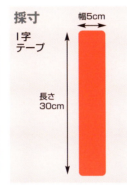

採寸
I字テープ
幅5cm
長さ30cm

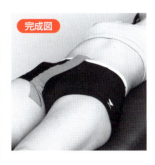

完成図

可動域テスト
腰椎　屈曲

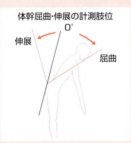

体幹屈曲・伸展の計測肢位

- 正常関節可動域
  屈曲：45度
- 計測方法
  体幹側面より行います。立位、腰かけ座位、または側臥位で行います。股関節の運動が入らないように注意しましょう。
  ※最大屈曲は指先と床との間の距離(cm)で表示します。
- 関連する筋肉
  屈曲：外腹斜筋、内腹斜筋、腹直筋

キネシオテーピング
B 外腹斜筋

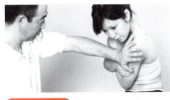

筋肉テスト

被検者は座った状態、腕は交差させて手は両肩に。検査する側の反対方向に胴体をねじり、肩を反対側の膝に近づけるようにします。検者は一方の手で太ももを押さえ、もう一方の手で肩を後ろへ押すように力を加えます。（写真は左外腹斜筋のテスト）

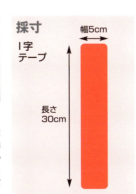

採寸
I字テープ
幅5cm
長さ30cm

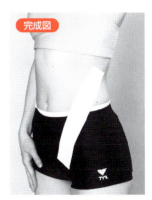

完成図

KINESIO TAPING

キネシオテーピング
C 腰腸肋筋

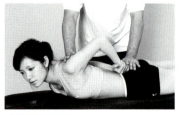

筋肉テスト

被検者はうつぶせで検査する側を脊柱を中心に回旋し、肩を天井側に上げるようにして体幹を後屈します。検者は一方の手を仙骨におき、もう一方の手を肩甲骨において斜め床側に力を加えます。

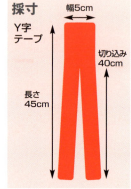

採寸
Y字テープ
幅5cm
切り込み 40cm
長さ 45cm

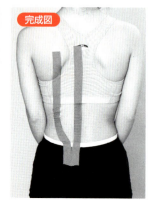

完成図

整形外科テスト
棘突起圧痛テスト

被検者はうつぶせになり、検者は背骨の出っぱり（棘突起）を母指で押します。

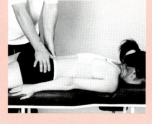

理論的根拠

押した場所が直接痛い場合、背骨についている靭帯が伸ばされて炎症を起こしています。

キネシオテーピング
D 腰椎靭帯

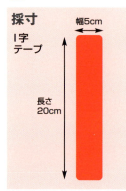

採寸
I字テープ
幅5cm
長さ 20cm

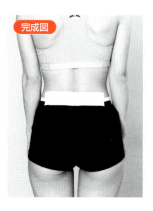

完成図

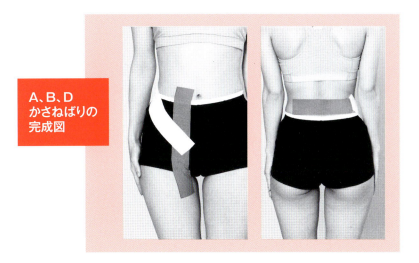

A、B、D
かさねばりの
完成図

21 ぎっくり腰

重い荷物を持ち上げようとした瞬間などに腰部が激しい痛みに襲われ、症状がひどいと立つことも歩くことも困難になります。足のしびれ、冷感などの症状をともなうことも。筋肉がけいれんを起こしているため前にかがむことが難しくなりますが、痛みは間欠的で、うつぶせの姿勢をとると楽になります。2～3日安静を保っているとよくなりますが、再発を繰り返すことも多く、慢性の腰痛や坐骨神経痛になりやすくなります。

診たてにあたっては、問診が大切になります。①いつ、どういう動作で起こったのか②いつも痛いのか③どういう動作や姿勢のときに痛いのか―などを聞き出します。また、しびれや足のほてり、冷感、靴下をはくときの感覚などについても確認してください。

問診が終わった後で、患者を立たせて詳細に体表を観察します。骨盤の前傾・後傾、腰椎の階段状変形、左右の足の長さなどを確認します。大腿骨、脛骨など、足の骨のアライメントの狂いも見落とさないようにしてください。また、臀部の左右の位置、形、膝の後ろがはれていないか、さらに、筋の異常な緊張はないかという点も重要なポイントです。筋が萎縮している場合は皮膚がくぼみ、筋が異常に緊張している場合は体表が膨隆しています。また、筋・筋膜性腰痛になると腹部が堅くなり、腹圧が上がることが多く、一般的に腰三角が膨隆する傾向にあります。

スクリーニングテスト
SLRテスト
被験者はあおむけの状態で、検者は足首をもち、膝を伸ばしたままで脚を上げます。

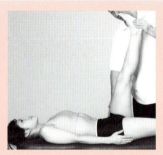

診たてのポイント
股関節が硬くなっていると、ちょっとした動作で腰に無理がかかったりします。脚を上げる時に大腿の前側の筋膜や筋肉がうまく縮むかどうかをチェックしましょう。

キネシオテーピング

A 大腿直筋

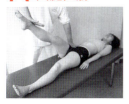

採寸
Y字テープ
幅3.75cm
長さ50cm
切り込み15cm

完成図

筋肉テスト
被検者はあおむけで、膝関節を伸ばし、股関節を45度に屈曲させます。検者は一方の手で上前腸骨棘を固定し、もう一方の手を足関節前面に置き、床側へ力を加えます。

スクリーニングテスト

リンダーテスト2

被検者はあおむけで脱力し、検者が上体を完全に起こし、前屈させます。

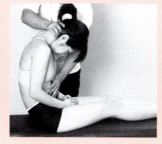

診たてのポイント
起き上がる時に腹筋が縮みにくくなっているので、そこをよく見ましょう。

キネシオテーピング

B 外腹斜筋

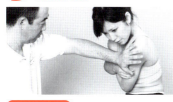

採寸
I字テープ
幅5cm
長さ30cm

完成図

筋肉テスト
被検者は座った状態、腕は交差させて手は両肩に。検査する側の反対方向に胴体をねじり、肩を反対側の膝に近づけるようにします。検者は一方の手で太ももを押さえ、もう一方の手で肩を後ろへ押すように力を加えます。（写真は左外腹斜筋のテスト）

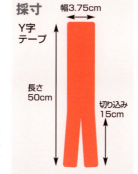
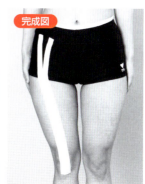
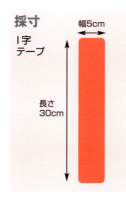
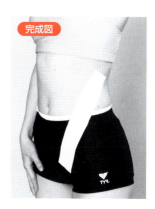

可動域テスト
腰椎　回旋、屈曲

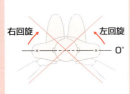
体幹回旋の計測肢位
右回旋　左回旋
0°

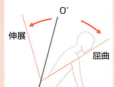
体幹屈曲・伸展の計測肢位
0°
伸展
屈曲

- 正常関節可動域
  　回旋：40度、屈曲：45度
- 計測方法
  　回旋：座位で骨盤を固定して行ってください。
  　屈曲：体幹側面より行います。立位、腰かけ座位、または側臥位で行います。股関節の運動が入らないように注意しましょう。
  　※最大屈曲は指先と床との間の距離(cm)で表示します。
- 関連する筋肉
  　回旋：外腹斜筋、内腹斜筋、胸腸肋筋、胸最長筋
  　屈曲：外腹斜筋、内腹斜筋、腹直筋

キネシオテーピング

C 腰方形筋

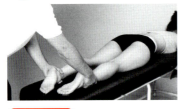

筋肉テスト
被検者はうつぶせで検査する側の骨盤を頭の方向へ引き上げます。検者は足首をつかみ、足の方向へ力を加えます。

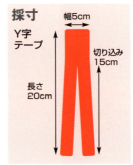
採寸
Y字テープ
幅5cm
切り込み15cm
長さ20cm

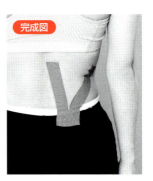
完成図

D 広背筋

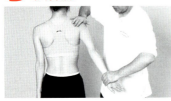

筋肉テスト
被検者はうつぶせ、または立った状態で、腕を内旋、肩関節をやや伸展して内転させます。検者は一方の手で肩部を支え、もう一方の手で手首をつかんで外転方向へ力を加えます。

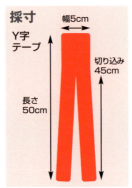
採寸
Y字テープ
幅5cm
切り込み45cm
長さ50cm

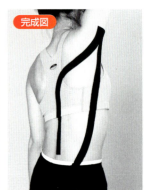
完成図

整形外科テスト
マイナー徴候

被検者は座った状態から立ち上がります。椎間板に障害があると、立ち上がるときに痛みがあります。

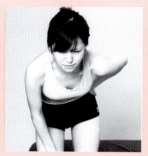

理論的根拠

腰痛がある人は、痛い側を曲げたままの状態で、痛みのない側のみで立ち上がろうとし、痛みのある側を無意識に手で押さえることもあります。起立時の痛み（伸展痛）は神経根性の坐骨神経痛を疑ってください。

キネシオテーピング

E 仙椎（横一文字）

採寸
I字テープ
幅5cm
長さ15cm

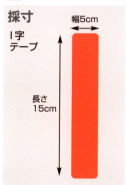

完成図

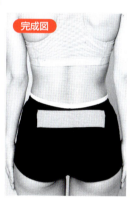

A、C、D、E かさねばりの完成図

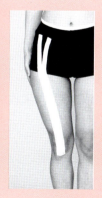
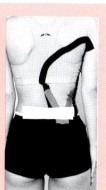

22 肉ばなれ

　スポーツ障害の代表的なもののひとつです。運動時には、筋肉の収縮が起こりますが、この収縮する力が強すぎた場合に、筋肉や筋肉の組織の一部が切れてしまうのが肉ばなれです。スポーツ選手の中でも、陸上の短距離、サッカー、ラグビー、野球など、全力疾走を必要とするスポーツに多いのが特徴です。これは、筋肉の疲労、ストレッチの不足、急激な運動、寒いときのウォーミングアップ不足などが原因ですが、関連する筋肉とのアンバランスが根底にあります。

　程度はさまざまで、軽いものはアイシング程度で治まりますが、重度になるとひどい内出血やはれをともない、病院で診てもらう必要も出てきます。

スクリーニングテスト
SLRテスト
被検者はあおむけの状態で、検者は足首をもち、膝を伸ばしたままで脚を上げます。

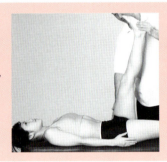

診たてのポイント
肉離れは大腿の後ろ側の筋肉に多く起こります。前側の筋肉が縮みにくいというのは、後ろ側の弾力が消えているということ。前側の大腿四頭筋の縮み具合を見てください。

キネシオテーピング
A 大腿四頭筋

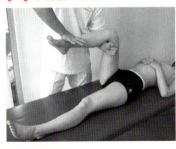

筋肉テスト
被検者はあおむけで、膝関節と股関節を90度屈曲させます。検者は一方の手を膝の裏にあて、もう一方の手を足関節前面において床側へ力を加えます。

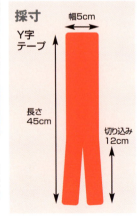

採寸
Y字テープ
幅5cm
長さ45cm
切り込み12cm

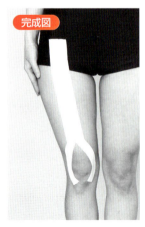

完成図

スクリーニングテスト
パトリックテスト

被検者はあおむけの状態で片方の脚を曲げ、反対側の膝に乗せます。検者は片手で検査しない方の腸骨を押さえ、浮かないようにしながら、反対側の手で検査するほうの膝を軽く押していきます。

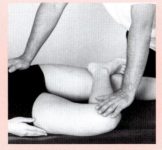

> **診たてのポイント**
> 股関節の外旋がスムーズかどうかをチェックしてください。

可動域テスト
股関節 屈曲

股関節屈曲の計測肢位

屈曲

0°

- 正常関節可動域
  屈曲：125度
- 計測方法
  骨盤と脊柱を充分に固定します。屈曲はあおむけ、膝屈曲位で行います。
- 関連する筋肉
  大腰筋、縫工筋、大腿筋膜張筋、内転筋群、大腿直筋、長内転筋、腸骨筋、恥骨筋、短内転筋

キネシオテーピング

B 大腿二頭筋

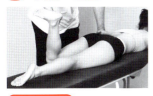

> **筋肉テスト**

被検者はうつぶせの状態で、症状のある側の膝関節を60度曲げ、股関節を15度外旋します。検者は一方の手で骨盤を固定し、他方の手を症状のある側のアキレス腱の上におき、膝関節伸展および股関節内旋方向に力を加えます。
※膝関節を曲げすぎると筋肉がつるので注意が必要です。

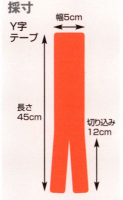

採寸
Y字テープ
幅5cm
長さ45cm
切り込み12cm

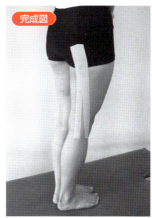

完成図

KINESIO TAPING

キネシオテーピング

C 半腱様筋

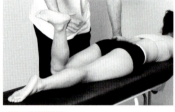

採寸
I字テープ
幅2.5cm
長さ40cm

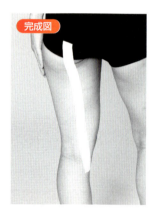
完成図

筋肉テスト
被検者はうつぶせの状態で、症状のある側の膝関節を60度曲げ、股関節を15度内旋します。検者は一方の手で骨盤を固定し、他方の手をアキレス腱の上におき、膝関節伸展および、外側方向に力を加えます。

整形外科テスト

筋膜伸展テスト（ハムストリングス）

被検者は横向きになり、股関節を屈曲し、徐々に膝を伸ばしてゆきます。

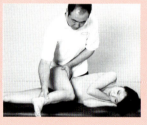

理論的根拠
伸ばしてゆく際に、ももの裏側に痛みが出てきたら、筋膜痛が考えられます。

キネシオテーピング

D 筋膜コレクション（ハムストリングス）

採寸
I字テープ
幅5cm
長さ15cm

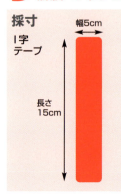

完成図
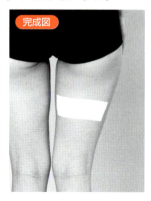

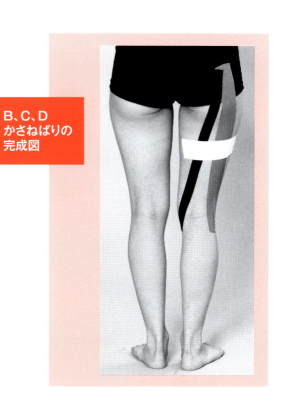

B、C、D
かさねばりの
完成図

23 股関節の痛み（変形性・先股脱）

股関節は寛骨と下肢の大腿骨を結ぶ多軸関節で、体重の支持と移動において重要な役割を果たしています。それだけに酷使することで障害も生じやすい部分です。大腿骨頚部軸と大腿骨幹軸とが交差してできる傾斜角は、正常な状態で約125度ですが、それより大きいものを外反股、小さいものを内反股といいます。外反股は骨頭に通常の2倍以上の負荷がかかり、加えて外転筋群が常に過緊張の状態となるため、股関節やそれをサポートする筋肉の障害が起こりやすくなります。

股関節症には、先天的股関節脱臼と変形性股関節症とがあります。先天性股関節脱臼（先股脱）は大腿骨頭が関節包内で脱臼する症状で、女児の新生児に多くみられます。一次性変形性股関節症は、突発的に骨棘が形成される骨の変性ですが、二次的な変性として、先股脱、ペルテス病や大腿骨頭の壊死などが、関節不適合につづいて引き起こされることもあります。

診たてのポイントは、左右の足の長さの違いです。股関節の片側に内反か外反があると、その側の足は短くなり、それを補足するために骨盤が傾斜します。歩き方にも特徴があり、股関節症の場合は歩行時の痛みと跛行、股関節脱臼は骨盤の上下動が弾性墜下跛行になり、左右の足の長さに差がある場合は、硬性墜下跛行になります。また、股関節症の人は、大転子が飛び出して、大腿部の一部が膨隆しているのも特徴です。

スクリーニングテスト
パトリックテスト

被験者はあおむけの状態で片方の脚を曲げ、反対側の膝に乗せます。検者は片手で検査しない方の腸骨を押さえ、浮かないようにしながら、反対側の手で検査するほうの膝を軽く押していきます。

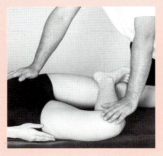

診たてのポイント

先股脱のある人は、パトリックテストの体勢をとるのが不可能な場合も多いので注意が必要です。

キネシオテーピング
A 内転筋群

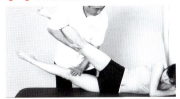

筋肉テスト
被検者はテストする側の下肢を下にして横になります。上側の下肢を25度外転し、検者はこれを支えます。被検者は下側の下肢を持ち上げ上側の下肢とそろえるようにします。検者は下側の下肢の膝の内側に手を置き股関節外転方向に力を加えます。
※被検者の下肢が持ち上がらない場合は、すでに弱いと判断します。

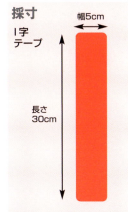

採寸
I字テープ
幅5cm
長さ30cm

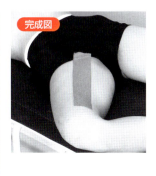

完成図

スクリーニングテスト
腹圧テスト

被検者はあおむけの状態で、検者は腹部を手で触れます。

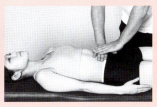

診たてのポイント
股関節に異常がある場合、腹圧が高い場合や、軽肥満の人も多く見られます。お腹周りの脂肪のつき方にも着目しましょう。

キネシオテーピング
B 外腹斜筋

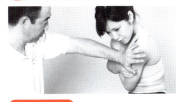

筋肉テスト
被検者は座った状態、腕は交差させて手は両肩に。検査する側の反対方向に胴体をねじり、肩を反対側の膝に近づけるようにします。検者は一方の手で太ももを押さえ、もう一方の手で肩を後ろへ押すように力を加えます。(写真は左外腹斜筋のテスト)

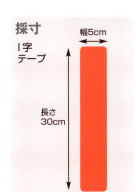

採寸
I字テープ
幅5cm
長さ30cm

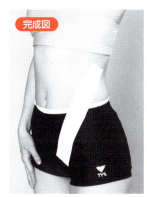

完成図

KINESIO TAPING

可動域テスト 股関節 外転

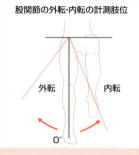

股関節の外転・内転の計測肢位

- 正常関節可動域
  外転：45度
- 計測方法
  あおむけで骨盤を固定します。下肢は外旋しないようにします。
- 関連する筋肉
  中殿筋、大腿筋膜張筋、大殿筋、縫工筋

キネシオテーピング

C 中殿筋

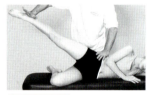

筋肉テスト

被検者は検査しない側を下にして横になります。下側の下肢の膝を曲げて身体がぶれないように安定させ、テストする方の下肢を外転やや伸展させます。検者は外転させた下肢を股関節内転やや屈曲方向に力を加えます。

採寸 Y字テープ
幅5cm
切り込み 25cm
長さ 30cm

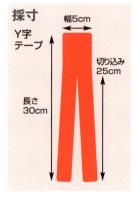

完成図

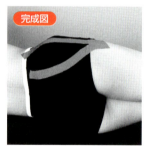

D 内腹斜筋

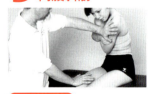

筋肉テスト

被検者は座位、腕は交差させ手は両肩に。検査する側に胴体をねじり、肩を反対側の膝に近づけるようにします。検者は一方の手で太ももを押さえ、もう一方の手で肩を後ろへ押すように力を加えます。（写真は右内腹斜筋のテスト）

採寸 I字テープ
幅5cm
長さ 30cm

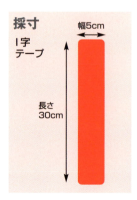

完成図

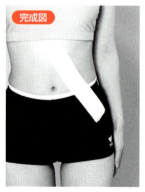

整形外科テスト

トレンデレンブルグ徴候

被検者は立った状態で、検者は患者の両腸骨の上後腸骨棘に指をあてて腰をつかみます。次に、被検者は両膝を交互に曲げます。

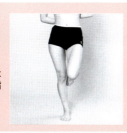

理論的根拠

片足で立った場合、正常な股関節は靱帯や筋によって支えられます。疼痛でできなかったり、反対側の骨盤が下がるなどの場合、異常を表します。立脚側の中殿筋筋力の低下を示し、筋、靱帯に関して股関節の状態を検査します。股関節の疾患でも異常を示すこともあります。

アリステスト

被検者はあお向けの状態で、両足をそろえて膝を曲げ、検者は膝頭の高さの違いを見ます。

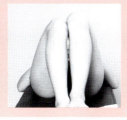

理論的根拠

膝の高さが異なる場合、股関節の異常をあらわします。痛む側が低い場合、大腿骨骨頭の後方変異を示します。

キネシオテーピング

E 仙椎（横一文字）

採寸
I字テープ 3枚
幅5cm
長さ20cm

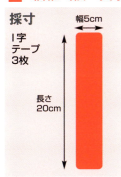

完成図

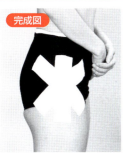

A、B、C、E かさねばりの完成図

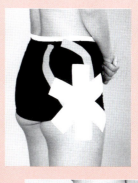

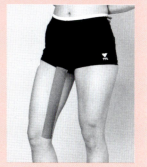

24 ランナー膝

　長い距離を走ることや過度の走りこみによる疲労からくる、膝の上、太ももの外側の痛みを、腸脛靭帯炎、別名ランナー膝と呼びます。アスファルトなど堅い路面や、膝への負担が大きい坂道などを走ることが原因のひとつにもなっており、慢性的なものも多く見られます。

　これは、太もも外側にある腸脛靭帯が、大腿骨外上顆の上部にある伸筋支帯を摩擦することで炎症を起こした状態です。膝の外側の部分で、大腿骨と脛骨との間にある関節裂隙より約3センチ上の大腿骨外顆部が痛みます。膝の屈伸時にこの部分に圧迫を加えていると痛くて伸ばせないこともあります。

スクリーニングテスト
SLRテスト
被検者はあおむけの状態で、検者は足首をもち、膝を伸ばしたままで脚を上げます。

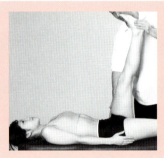

診たてのポイント
脚を上げるときに、腿の外側の筋肉の張り具合や縮みの悪さを見ます。

キネシオテーピング
A 外側広筋

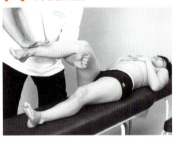

筋肉テスト
被検者はあおむけに寝た状態。股関節を60度屈曲させ、膝関節を60度屈曲、10度内旋させます。検者は膝の裏側に手をおいて下腿を支え、もう一方の手を足首において床側へ力を加えます。

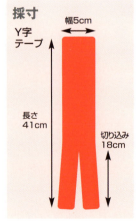

採寸
Y字テープ
幅5cm
長さ41cm
切り込み18cm

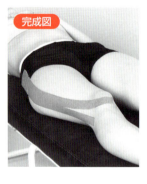

完成図

スクリーニングテスト
腹圧テスト

被検者はあおむけの状態で、検者は腹部を手で触れます。

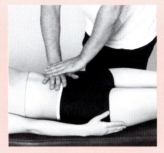

診たてのポイント

走る時、腹筋を使いながら脚を振り出すことがありますが、腹圧が高いとそれができません。へそから下の腹圧の高さを特に確認しましょう。

キネシオテーピング
B 腸骨筋

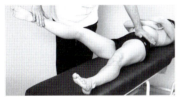

採寸
I字テープ
幅5cm
長さ25cm

完成図

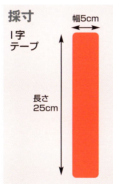

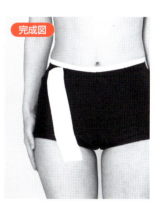

筋肉テスト

被検者はあおむけで、股関節を45度屈曲。大腿を外旋しつつ、少し外転させます。検者は一方の手で検査する反対側の腸骨稜を固定し、もう一方の手で内果を押さえ、伸展方向に力を加えます。

可動域テスト
股関節　屈曲・外転

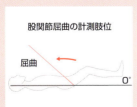

股関節屈曲の計測肢位
屈曲
0°

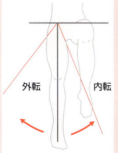

股関節の外転・内転の計測肢位
外転　内転

- ●正常関節可動域
  - 屈曲：125度、外転：45度
- ●計測方法
  - 屈曲：骨盤と脊柱を充分に固定します。屈曲はあおむけ、膝屈曲位で行います。
  - 外転：あおむけで骨盤を固定します。下肢は外旋しないようにします。
- ●関連する筋肉
  - 屈曲：大腰筋、縫工筋、大腿筋膜張筋、内転筋群、大腿直筋、長内転筋、腸骨筋、恥骨筋、短内転筋
  - 外転：中殿筋、大腿筋膜張筋、大殿筋、縫工筋

KINESIO TAPING

キネシオテーピング
C 内側広筋

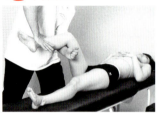

筋肉テスト

被検者はあおむけの状態で股関節を60度屈曲、膝関節を60度屈曲し10度外旋させます。検者は膝の裏側に手をおき下腿を支え、もう一方の手を足首において床側へ力を加えます。

採寸
Y字テープ
幅5cm
切り込み14cm
長さ27cm

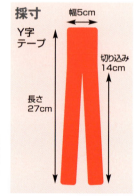

完成図

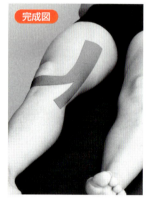

整形外科テスト
棘突起圧痛テスト

被検者は横向きに寝た状態で、検者はその片足を持ち上げてから手を離します。これを両脚ともに行います。

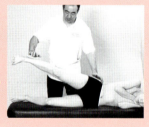

理論的根拠

手を離してもなめらかに落ちない場合は、大腿筋膜張筋、腸脛靭帯の異常を示します。

キネシオテーピング
D 腸脛靭帯浅筋膜

採寸
熊手
幅5cm
長さ40cm
35cmの切り込みを3本

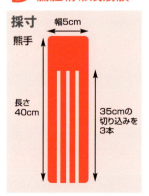

完成図

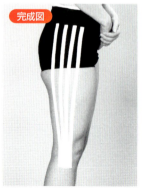

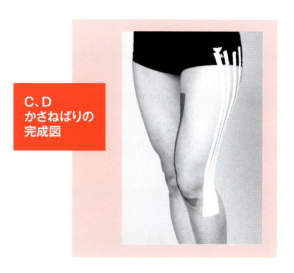

C、D かさねばりの完成図

25 膝水腫

関節の老化や肥満、そして過去の膝の外傷が遠因となって起こる膝の変形によって、骨軟骨の変性に始まり、やがて骨部の変形（磨耗・硬化・骨棘の形成など）に進みます。膝関節が腫れ、歩き出すときに膝が痛んだり、膝を曲げるとき、正座をするとき、階段の上り下りをするときなどにも痛みがともない、さらに悪化すると、膝に水がたまるようになります。

肥満した人は脊椎のカーブが損なわれ、深部にある大腰筋が過緊張となる傾向にあります。それによって大腿骨が外旋気味となり、つま先との間にねじれが生じて、その中間にある膝に負担がかかることになります。体表にあらわれる特徴としては、膝の裏が膨隆し、膝に腫れ、張りが見られます。さらに筋の萎縮、特に内側広筋の萎縮が顕著です。また、O脚の人が多く、それにともない大転子が外側に出ているケースも多くみられます。

スクリーニングテスト

SLRテスト

被検者はあおむけの状態で、検者は足首をもち、膝を伸ばしたままで脚を上げます。

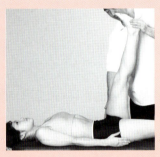

診たてのポイント

90度まで脚が上がるかどうかをチェックしましょう。

パトリックテスト

被検者はあおむけの状態で片方の脚を曲げ、反対側の膝に乗せます。検者は片手で検査しない方の腸骨を押さえ、浮かないようにしながら、反対側の手で検査するほうの膝を軽く押していきます。

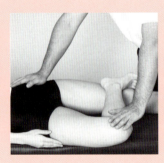

診たてのポイント

脚を開いた時に鼠径部に痛みがないかをチェックしてください。痛みがある場合は、股関節の問題から膝の使い方がおかしくなっているということを示しています。

可動域テスト
膝関節　屈曲・伸展

膝関節屈曲・伸展の計測肢位

- ●正常関節可動域
  - 屈曲：130度
  - 伸展：0度
- ●計測方法
  - 屈曲は、股関節を屈曲位で行います。
- ●関連する筋肉
  - 屈曲：大腿二頭筋、半腱様筋、半膜様筋、縫工筋、腓腹筋、薄筋、足底筋、膝窩筋
  - 伸展：外側広筋、内側広筋、大腿筋膜張筋、大腿四頭筋、大腿直筋、中間広筋

キネシオテーピング

A 外側広筋

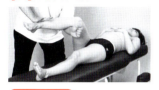

筋肉テスト

被検者はあおむけに寝た状態。股関節を60度屈曲させ、膝関節を60度屈曲、10度内旋させます。検者は膝の裏側に手をおいて下腿を支え、もう一方の手を足首において床側へ力を加えます。

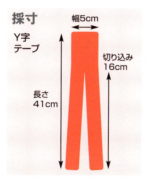

採寸
Y字テープ
幅5cm
切り込み16cm
長さ41cm

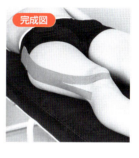

完成図

B 縫工筋

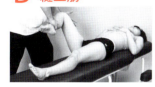

筋肉テスト

被検者はあおむけで、検査する側の足の股関節と膝関節を屈曲し、足部を反対の膝関節の位置において、股関節をさらに45度外旋させます。検者は一方の手を検査する側の膝関節の真上におき、股関節を伸展内転内旋方向に力を加えます。同時にもう一方の手で足首のうしろ側のアキレス腱あたりをつかんで膝関節伸展方向に力を加えます。

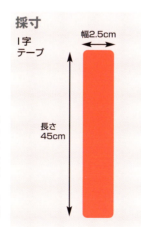

採寸
I字テープ
幅2.5cm
長さ45cm

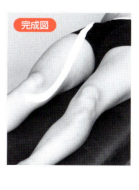

完成図

KINESIO TAPING

整形外科テスト
膝蓋骨跳動テスト

膝蓋骨の上部を片方の手でつかむように押さえ、下方へ貯留液を押し出すようにします。もう一方の手の指先で膝蓋骨を大腿骨の方へ押します。

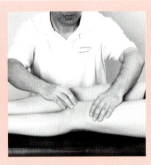

理論的根拠

関節内に、余分な浸出液がある場合、膝蓋骨の上方かうら側にたまり、膝蓋骨を押さえると水がたまった感覚が現れ、動かすとコツコツと音がします。

キネシオテーピング

C 膝蓋骨スリットテープ

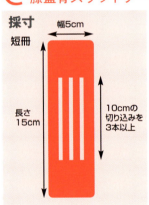

採寸
短冊
幅5cm
長さ15cm
10cmの切り込みを3本以上

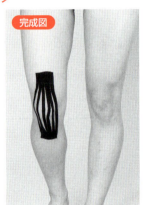

完成図

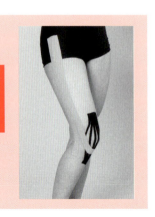

A、C かさねばりの完成図

26 半月板損傷

スポーツによる障害や、老化などによって起こります。膝関節を構成する上下の骨、大腿骨の下側末端と脛骨の上端の間には、「関節半月」と呼ばれる緩衝部分が存在しています。この部分は膝の屈伸やひねりにともなって、少し移動するという特徴がありますが、転倒や、ジャンプの後の不自然な着地などで極端な負荷やひねりがかかり、この移動がうまくいかずに膝関節の上下の骨に強くはさまれて断裂が生じることがあります。こうして損傷した状態を、半月板損傷といいます。

太ももやその他の靭帯損傷の合併症として半月板が傷んでしまうことや、またその逆のケースもあります。

スクリーニングテスト
パトリックテスト

被検者はあおむけの状態で片方の脚を曲げ、反対側の膝に乗せます。検者は片手で検査しない方の腸骨を押さえ、浮かないようにしながら、反対側の手で検査するほうの膝を軽く押していきます。

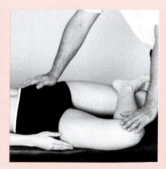

診たてのポイント

半月板損傷は必ずどこからか外力が入って生じますが、そのせいで大腿の筋肉が縮みにくくなったり、股関節が硬くなったりします。それがインナーマッスルの腸骨筋に響くことがあるので、骨盤のふち、腰骨の下のところ、そして脚の付け根の硬さを見ます。

キネシオテーピング

A 腸骨筋

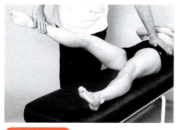

筋肉テスト

被検者はあおむけで、股関節を45度屈曲。大腿を外旋しつつ、少し外転させます。検者は一方の手で検査する反対側の腸骨稜を固定し、もう一方の手で内果を押さえ、伸展方向に力を加えます。

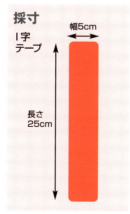

採寸
I字テープ
幅5cm
長さ25cm

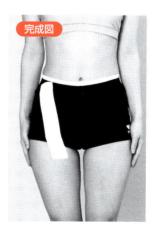

完成図

KINESIO TAPING

スクリーニングテスト
腹圧テスト

被検者はあおむけの状態で、検者は腹部を手で触れます。

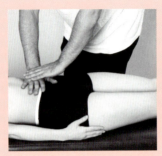

診たてのポイント

腹筋が弱っていると、骨盤の角度がずれたり広がったりします。そのせいで膝の使い方が変化し、半月板損傷が起きることがあります。

キネシオテーピング

B 大腿四頭筋

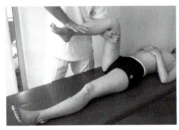

筋肉テスト

被検者はあおむけで、膝関節と股関節を90度屈曲させます。検者は一方の手を膝の裏にあて、もう一方の手を足関節前面において床側へ力を加えます。

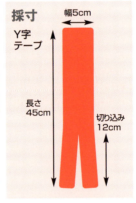

採寸
Y字テープ
幅5cm
長さ45cm
切り込み12cm

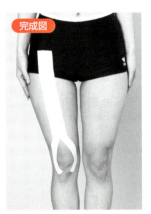

完成図

可動域テスト
膝関節　屈曲・伸展

膝関節屈曲・伸展の計測肢位
伸展 0°
屈曲

- 正常関節可動域
  屈曲：130度
  伸展：0度
- 計測方法
  屈曲は、股関節を屈曲位で行います。
- 関連する筋肉
  屈曲：大腿二頭筋、半腱様筋、半膜様筋、縫工筋、腓腹筋、薄筋、足底筋、膝窩筋
  伸展：外側広筋、内側広筋、大腿筋膜張筋、大腿四頭筋、大腿直筋、中間広筋

キネシオテーピング

C 内転筋群

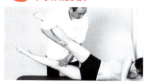

筋肉テスト

被検者はテストする側の下肢を下にして横になります。上側の下肢を25度外転し、検者はこれを支えます。被検者は下側の下肢を持ち上げ上側の下肢とそろえるようにします。検者は下側の下肢の膝の内側に手を置き股関節外転方向に力を加えます。
※被検者の下肢が持ち上がらない場合は、すでに弱いと判断します。

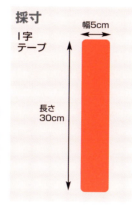

採寸
I字テープ
幅5cm
長さ30cm

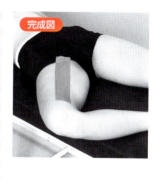

完成図

D 腓腹筋

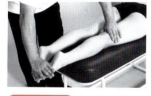

筋肉テスト

被検者はうつぶせの状態で、台から足関節より先を出し、足関節を底屈します。検者は一方の手を膝のうらに、もう一方の手を足底におき、足関節背屈方向に力を加えます。

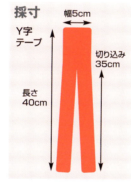

採寸
Y字テープ
幅5cm
切り込み35cm
長さ40cm

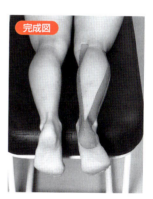

完成図

整形外科テスト

マックマレーテスト

被検者はあおむけの状態で、膝を屈曲させておきます。検者はそれをゆっくり伸展させながら外旋と内旋を行います。

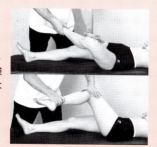

理論的根拠

膝に痛みが生じた場合、内旋時は内側側副靭帯および外側半月板、外旋時は外側側副靭帯および内側半月板の損傷を示します。また、ポキッポキッという音が感じられる場合、半月板損傷を疑います。

KINESIO TAPING

キネシオテーピング
E 半月板テープ

採寸
Y字テープ
幅5cm
切り込み 15cm
長さ 20cm

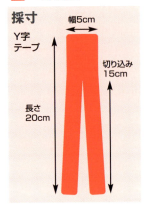

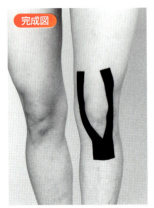

完成図

B、E かさねばりの完成図

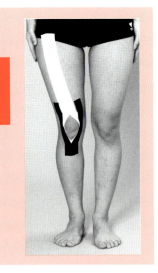

27 外反母趾

外反母趾は、母趾の付け根の骨が外側に飛び出し、指の先端が内側に向いた状態を指します。日常的にはいている靴が合わない場合になりやすく、特に先端の細い靴を愛用する女性に多く見られます。歩行時に正しい着地を行えず、足指、とりわけ母趾に過度の負担がかかり、靴によって行き場のなくなった指は内側に曲がらざるを得なくなることで起こります。外反母趾になると、突出した母趾の付け根が靴で圧迫を受け、赤く腫れる場合もあります。30歳以上の女性に多く、足底の筋肉の衰え、とくに偏平足が遠因となります。

足底の前方横アーチが減少し、同時に偏平足で足のつま先が平たくなっており、それにともなって母趾の内側の皮膚が内果の上方に引きつれを起こして、足底の筋膜を牽引している場合が多く見られます。また、母趾の第2指側の皮膚が付け根のほうに向かって異常な収縮を起こしているケースもあります。

スクリーニングテスト
パトリックテスト

被検者はあおむけの状態で片方の脚を曲げ、反対側の膝に乗せます。検者は片手で検査しない方の腸骨を押さえ、浮かないようにしながら、反対側の手で検査するほうの膝を軽く押していきます。

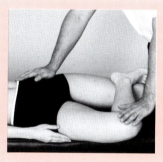

診たてのポイント

外反母趾は脚の運びによる足底の着地による影響が強いため遊脚相での脚の動くラインを決める股関節の動きをチェックします。

キネシオテーピング

A 中殿筋

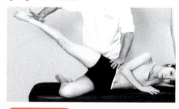

採寸
Y字テープ
幅5cm
切り込み25cm
長さ30cm

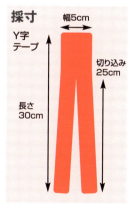

完成図

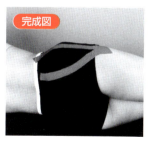

筋肉テスト

被検者は検査しない側を下にして横になります。下側の下肢の膝を曲げて身体がぶれないように安定させ、テストする方の下肢を外転やや伸展させます。検者は外転させた下肢を股関節内転やや屈曲方向に力を加えます。

スクリーニングテスト
腹圧テスト

被検者はあおむけの状態で、検者は腹部を手で触れます。

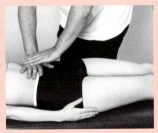

診たてのポイント
歩行時の足の使い方が変化し、足底に影響します。

キネシオテーピング
B 外腹斜筋

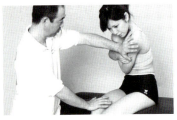

筋肉テスト
被検者は座った状態、腕は交差させて手は両肩に。検査する側の反対方向に胴体をねじり、肩を反対側の膝に近づけるようにします。検者は一方の手で太ももを押さえ、もう一方の手で肩を後ろへ押すように力を加えます。（写真は左外腹斜筋のテスト）

採寸
I字テープ
幅5cm
長さ30cm

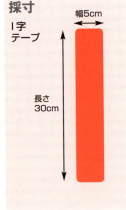

完成図

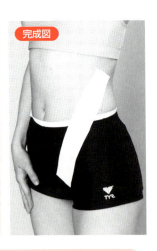

可動域テスト
母趾関節　屈曲・伸展

母趾の屈曲・伸展の計測肢位

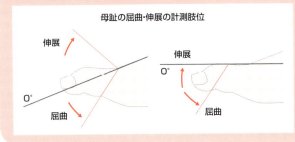

- 正常関節可動域
  MP屈曲：35度
  IP屈曲：60度
  MP伸展：60度
  IP伸展：0度
- 計測方法
  足趾の測定基準は特に設けられていません。
- 関連する筋肉
  MP屈曲：長母趾屈筋
  IP屈曲：長母趾屈筋
  MP伸展：長母趾伸筋
  IP伸展：長母趾伸筋

キネシオテーピング

C 長腓骨筋

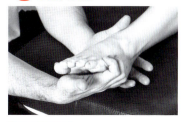

筋肉テスト

被検者はあおむけ、または座った状態で、足関節を底屈外反させます。検者は一方の手を内果において足部を安定させます。もう一方の手を被検者の前外足部のやや足底側に置き、内反方向に力を入れます。

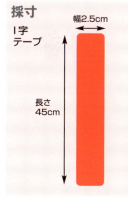

採寸
I字テープ
幅2.5cm
長さ45cm

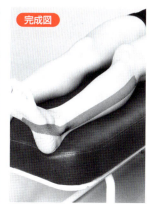

完成図

D 母趾外転筋

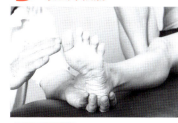

筋肉テスト

被検者はあおむけ、または座った状態で、検者は一方の手でかかとを持ち、足部を安定させます。もう一方の手の指を母趾の内側に置き、内転方向に力を入れます。被検者は母趾を外転させるようにします。

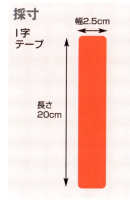

採寸
I字テープ
幅2.5cm
長さ20cm

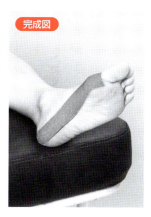

完成図

KINESIO TAPING

キネシオテーピング

E 足底一本テープ

採寸
I字テープ
幅5cm
長さ15cm

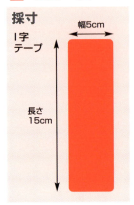

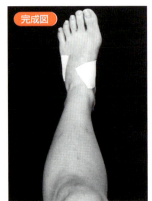

完成図

B、C、D、E かさねばりの完成図

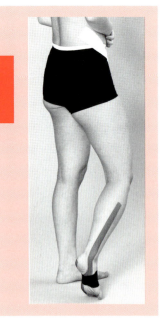

28 ねんざ

　ヒールの高い靴で足元が不安定になったり、スポーツの際に転倒したりすることで、足首をひねってしまうことがよくあります。特に多いのが内反ねんざといわれる足首の外側が伸びた状態のものです。症状は、ひねった瞬間に激痛が生じ、足首が腫れてひどい場合は内出血をともないます。軽いものは安静にして冷やすことで自然に治っていきますが、足首の靭帯を損傷してしまうと、痛みも長く続きます。この場合、できるだけ早く専門医に診せることが必要になります。

　ねんざというと、足首の靭帯にのみ注目しがちですが、その周りの筋肉へのケアも必要となります。

スクリーニングテスト
SLRテスト

被検者はあおむけの状態で、検者は足首をもち、膝を伸ばしたままで脚を上げます。

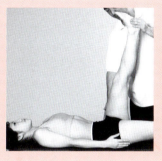

診たてのポイント

脚の疲れが溜まっていると、この動作がしにくくなります。そのため、自分で思うような脚の運びにならず、つまずいたり、ひねったりしてしまいます。下肢後面の硬さに着目します。

キネシオテーピング
A ヒラメ筋

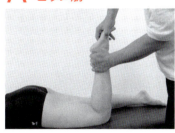

筋肉テスト

被検者はうつぶせの状態で、膝関節を90度曲げ、足関節を底屈します。検者はかかとと足底をもち、背屈方向に力を加えます。

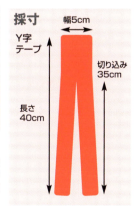

採寸
Y字テープ
幅5cm
切り込み35cm
長さ40cm

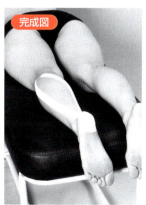

完成図

スクリーニングテスト
パトリックテスト

被検者はあおむけの状態で片方の脚を曲げ、反対側の膝に乗せます。検者は片手で検査しない方の腸骨を押さえ、浮かないようにしながら、反対側の手で検査するほうの膝を軽く押していきます。

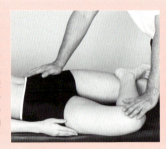

診たてのポイント

外転筋である中殿筋や大腿筋膜張筋の部分の浅筋膜の縮み方を見ます。外転筋の弱りは骨盤の不安定をまねき、ねんざの遠因となります。

キネシオテーピング
B 大腿筋膜張筋

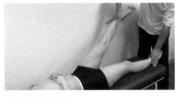

筋肉テスト

被検者はあおむけで、股関節を30度屈曲、15度外転、さらに軽く内旋させます。膝関節は伸展。検者は一方の手で痛みのない側の足首を押さえ、下肢を固定。もう一方の手で被検者の足首を股関節内転伸展方向に力を加えます。

採寸
I字テープ
幅5cm
長さ30cm

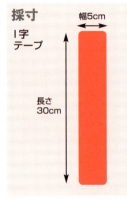

完成図

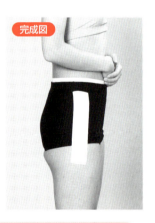

可動域テスト
足関節
内反・外反・屈曲・伸展

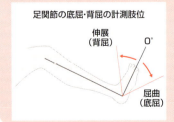
足関節の底屈・背屈の計測肢位
伸展（背屈） 0°
屈曲（底屈）

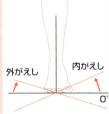
足関節の内がえし外がえしの計測肢位
外がえし　内がえし　0°

- 正常関節可動域
  内反：30度
  外反：20度
  屈曲：45度
  伸展：20度
- 計測方法
  膝関節を屈曲位で行います。
- 関連する筋肉
  内反：後脛骨筋、長趾屈筋
  外反：長腓骨筋、短腓骨筋
  屈曲：腓腹筋、短趾屈筋、ヒラメ筋、長腓骨筋、足底筋、短腓骨筋、後脛骨筋、長母趾屈筋、長趾屈筋
  伸展：前脛骨筋、長趾伸筋、長母趾伸筋

キネシオテーピング

C 短腓骨筋

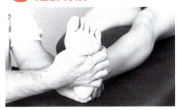

筋肉テスト

被検者はあおむけ、または座った状態で、足関節を背屈外反させます。検者は一方の手をカカトにおき、足部を安定させ、もう一方の手を被検者の前外足部のやや足底側において、内反および足関節の底屈方向に力を加えます。

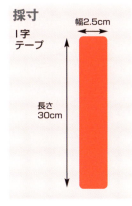

採寸
I字テープ
幅2.5cm
長さ30cm

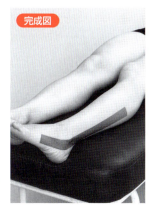

完成図

D 前脛骨筋

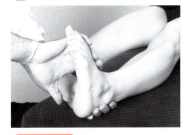

筋肉テスト

被検者はあおむけ、または座った状態で、足関節を背屈、内反させます。検者は足の甲の内側に手をおき、底屈外反方向に力を加えます。

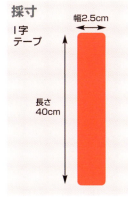

採寸
I字テープ
幅2.5cm
長さ40cm

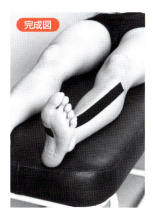

完成図

KINESIO TAPING

整形外科テスト
外側安定性テスト
被検者はあおむけの状態で、検者が足部をつかみ、内側にひねります。

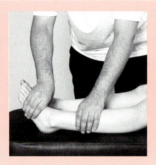

理論的根拠

靭帯にゆるみがある場合、前距腓靭帯、踵腓靭帯（外顆後方）の両方、もしくはどちらか一方の断裂が疑われます。

キネシオテーピング
E 脛腓靭帯サポート

採寸
I字テープ
幅5cm
長さ10cm

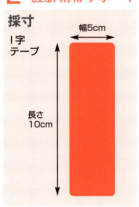

完成図

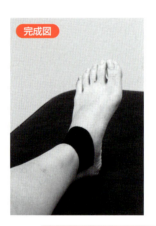

A、B、C、D、E
かさねばりの完成図

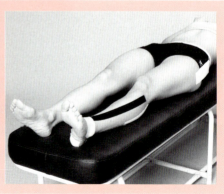

29 足の疲れ

　歩きすぎ、立ちっぱなしで足が棒のようだという表現をよくします。これは、筋肉の緊張からくる疲労と、血行が悪くなってむくんでしまうことが原因です。

　血液などの体液は、体中を循環していますが、じっとしていると重力の関係でどうしても身体の下部にたまりがちになります。ふくらはぎがむくむ、だるいといった状態はこのために起こります。

　また、歩きすぎでも足裏に負担がかかり、筋肉の疲労とともに着地から受ける衝撃で脚部や腰にまで疲労が及びます。

スクリーニングテスト
SLRテスト

被検者はあおむけの状態で、検者は足首をもち、膝を伸ばしたままで脚を上げます。

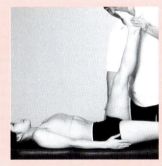

診たてのポイント

脚に疲労が溜まると、むくみや血行不良により脚全体が硬くなります。下肢後面の伸びにくさと前面の足指先からの縮みにくさをみます。

キネシオテーピング

A　長趾伸筋

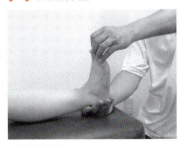

筋肉テスト

被検者はあおむけで、足関節を伸展させます。検者は一方の手でかかとを固定し、もう一方の手の指を足関節の背側に置き、底屈方向に力を加えます。

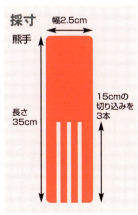

採寸　熊手
幅2.5cm
長さ35cm
15cmの切り込みを3本

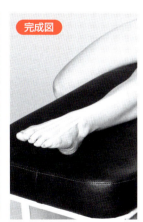

完成図

KINESIO TAPING

スクリーニングテスト
腹圧テスト

被検者はあおむけの状態で、検者は腹部を手で触れます。

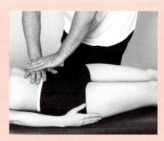

診たてのポイント

腹圧が高かったり、内臓の下垂があると、骨盤の中の圧力が高くなり、鼠径部の動静脈が圧迫され、下肢の血行不良が起きます。静脈瘤などができやすい人も要チェックです。

キネシオテーピング

B 腹直筋

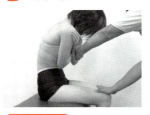

筋肉テスト

被検者は座った状態で、腕を交差させ両肩におき、肩を膝につけるように腰を曲げます。検者は一方の手で大腿を固定し、もう一方の手で胸を後方へ押すように力を加えます。

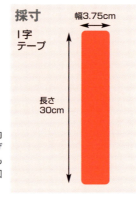

採寸
I字テープ
幅3.75cm
長さ30cm

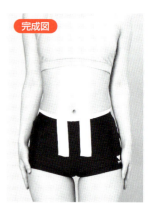

完成図

C 短趾屈筋

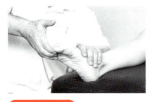

筋肉テスト

被検者はあおむけ、または座った状態で、足の指2番目から5番目までの末節を屈曲させます。検者は一方の手で足の甲を持ち固定し、もう一方の手の4本の指を、被検者の足底側の足の指2番目から5番目の末節において伸展方向に力を加えます。

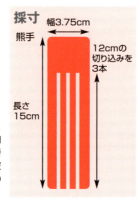

採寸
熊手
幅3.75cm
12cmの切り込みを3本
長さ15cm

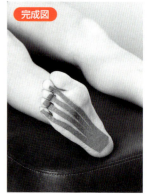

完成図

キネシオテーピング
D 腓腹筋

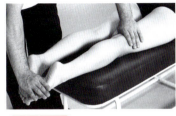

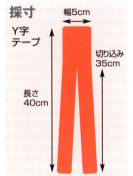

採寸
Y字テープ
幅5cm
切り込み 35cm
長さ 40cm

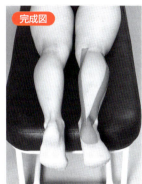

完成図

筋肉テスト

被検者はうつぶせになり、台から足関節から先を出して底屈します。検者は一方の手を膝の裏に、もう一方の手を足底におき、足関節背屈方向に力を加えます。

整形外科テスト
腓腹筋圧迫テスト

被検者は、あおむけで膝関節、股関節90度屈曲。検者は、一方の手で被検者の下腿前面をつかみ、検者の前腕で被検者の足関節を底屈するようにし、もう一方の手の指腹で腓腹筋を両側から挟むようにつまみます。

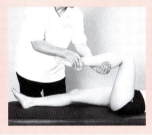

理論的根拠

つまんだときに、筋肉に硬さや痛みを感じれば陽性です。足の疲労によって筋肉が緊張している状態であると言えます。

キネシオテーピング
E リンパコレクションWテープ

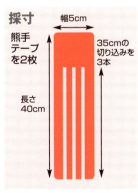

採寸
熊手テープを2枚
幅5cm
35cmの切り込みを3本
長さ 40cm

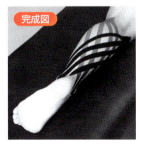

完成図

KINESIO TAPING

B、D、E かさねばりの完成図

モデル紹介

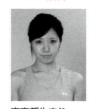

吉木誉絵
YOSHIKI NORIE

東京都生まれ
Oak Grove Luthean High School (USA) 卒業。
Temple Univ.(Japan Campus) 卒業後、慶応大学大学院法学研究科を終了。神職の資格を持ち古事記精神の普及活動を進めている。
映画『Nagisa なぎさ』(ベルリン音楽祭グランプリ受賞)で主人公の相手役としてデビュー。現在は『朝まで生テレビ』『そこまで言って委員会』などでの社会的発言にも注目が集まる。
産経新聞のイメージモデルも務める。
また、佐久弥レイの名前でCDを発売。音楽活動も行っている。

Profile

著者紹介
加瀬建造
KASE KENZO
キネシオテーピング協会会長

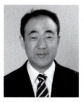

著者紹介
岡根知樹
OKANE TOMOKI

　1942年、東京生まれ。明治大学卒業。74年、ナショナル・カイロプラクティック大学（米国・シカゴ）卒業、ドクター・オブ・カイロプラクティック。75年、総合医療センター・加瀬カイロプラクティッククリニックを、米国ニューメキシコ州アルバカーキーに開設し、臨床にあたる。

　78年に帰国、加瀬カイロプラクティック研究所を開設。現在はキネシオテーピング協会会長、自然カイロプラクティックサイセンス協会（ANCS）理事長、自然カイロプラクティック学院名誉学院長、並びに（財）日本オリンピック委員会総務委員会委員も務める。

　キネシオテーピング療法開発以降、カイロ・スラッキング・マッスルユニットトレーニング・クライオセラピーなどを統合した医術を中心とした多数の講習会・講演会（サクセスセミナー・マスターズセミナー・パーフェクトセミナー・臨床クリニックセミナー・ケア＆コンディショニングセミナー・クライオセラピー研究会など）を開催。

　2002年からは臨床経験と創意工夫をもとに築き上げた加瀬医術の精髄を、膝を交えて厳しく伝授する医塾を定期的に行っている。

　著書には『マッスルユニット・トレーニング』『サムライトレーニング』（ベースボールマガジン社）、『写真とイラストによるキネシオテーピング法』（医道の日本社）、『たちまち肩が軽くなる』（祥伝社）、『背骨とカイロプラクティック』、『キネシオテーピング応急マニュアル』『スポーツ障害「貼るだけ」で改善 キネシオテーピングスポーツ編』『そのつらさ「貼るだけ」で改善 キネシオテーピング 日常生活編』（以上創芸社）他、多数。

　1961年千葉県銚子市生まれ、早稲田大学第二文学部卒業、関東鍼灸専門学校卒業鍼灸師。現在、キネシオテーピング協会　教育部長、キネシオテーピング学院　専任講師、パーフェクトカイロ院長

パーフェクトカイロ　TEL03-5269-3899
東京都新宿区四谷1-21 サイケンビル5F

　著書には、『スポーツ障害別「速効キネシオテーピング」』（スキージャーナル社）監修に、『決定版 キネシオテーピング』（スキージャーナル社）などがある。

access

キネシオテーピング療法を受けたい方は、
ホームページから最寄りの治療院をお探しください。
http://user.kinesiotaping.jp/chiryou/

キネシオテーピング療法をもっと詳しく学習されたい方は、
キネシオテーピング協会ホームページをご覧ください。
http://www.kinesiotaping.jp/

Author & Staff	
Compilation	Kinesio Taping Association

Author	加瀬建造
	岡根知樹
Model	吉木萱絵
Editing	坂口浩二
	東海林美佳
	武蔵希美子
Design	大山デザインオフィス
	山本寛之
Photo	安倍基次
Cooperation	要 理恵子
	小沢淳一

キネシオテーピング協会
TEL：03-3319-5381
〒165-0025　東京都中野区沼袋1-8-8
http://www.kinesiotaping.jp/

キネシオテーピング療法
プロの技
～診たてからのテーピング～　新装版

2015年12月15日　初版発行
キネシオテーピング協会編
発行人　吉木稔朗
発行所　株式会社 創芸社
〒150-0031 東京都渋谷区桜丘町2番9号 第1カスヤビル5階
TEL 03-6416-5941
FAX 03-6416-5985

印刷・製本　株式会社エス・アイ・ピー
©Kinesio Taping Association 2015, Printed in Japan
ISBN978-4-88144-214-2

乱丁・落丁はお取替えいたします。
定価はカバーに表示してあります。

この本は、2011年に発売された『キネシオテーピング療法　プロの技・診たてからのテーピング』の新装版です。
サイズがコンパクトになりましたが、内容は基本的に変更ございません。あらかじめご了承ください。

この雑貨 & カフェさんぽ
かわいいお店めぐり その2

「堀 さゆり」編集部 著

ココロときめくお店

絵本・雑貨・山雑・名作・八雑・寺社・天草

全61軒

Mates-Publishing

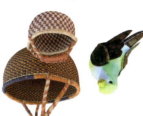
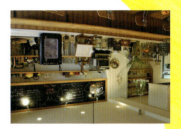
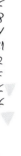
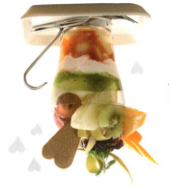
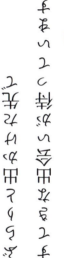
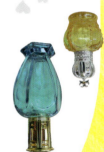
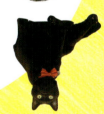
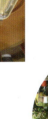
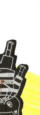
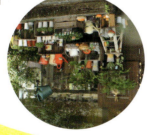

センスよく集められた
かわいい雑貨たちに
一目ぼれ必至！

使い込むほど味の出る
古きよき道具たち

熊本のこんなお店を紹介します

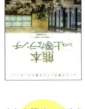

熊本
すてきな雑貨屋さんめぐって
かわいいお店めぐり

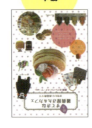

熊本
そこて楽しむカシェ

KUMAMOTO

熊本愛をカクフェするひとり旅
かわいいを見つけるひとり旅 その2

「桜ムック」編集部 著

乙女の旅本

Mates-Publishing